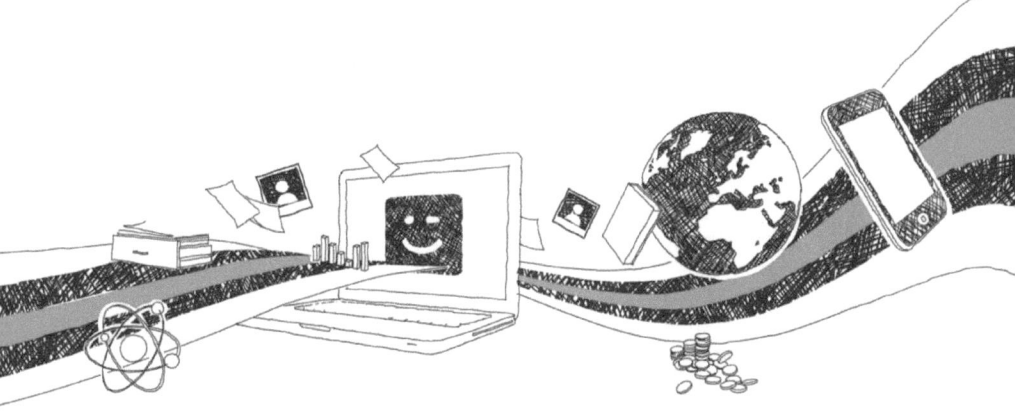
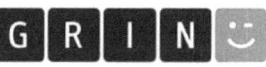

Bibliografische Information der Deutschen Nationalbibliothek:

Die Deutsche Bibliothek verzeichnet diese Publikation in der Deutschen National-bibliografie; detaillierte bibliografische Daten sind im Internet über http://dnb.d-nb.de/ abrufbar.

Impressum:

Copyright © 2018 GRIN Verlag
Druck und Bindung: Books on Demand GmbH, Norderstedt Germany
ISBN: 9783346124777

Dieses Buch bei GRIN:

https://www.grin.com/document/520812

Ewa Katarzyna Budna

Kunst- und Gestaltungstherapie in der Behandlung von Traumaspätfolgestörungen

Das bipolare Arbeiten mit Täterintrojekten

GRIN Verlag

GRIN - Your knowledge has value

Der GRIN Verlag publiziert seit 1998 wissenschaftliche Arbeiten von Studenten, Hochschullehrern und anderen Akademikern als eBook und gedrucktes Buch. Die Verlagswebsite www.grin.com ist die ideale Plattform zur Veröffentlichung von Hausarbeiten, Abschlussarbeiten, wissenschaftlichen Aufsätzen, Dissertationen und Fachbüchern.

Besuchen Sie uns im Internet:

http://www.grin.com/

http://www.facebook.com/grincom

http://www.twitter.com/grin_com

Katholische Hochschule für Sozialwesen Berlin
Bachelorstudiengang Gestaltungstherapie/Klinische Kunsttherapie

Bachelorarbeit

Kunst- und Gestaltungstherapie in der Behandlung von Traumaspätfolgestörungen

Ausführungen am Beispiel des bipolaren Arbeitens mit Täterintrojekten

Autorin: Ewa Katarzyna Budna

INHALTSVERZEICHNIS

EINLEITUNG

Traumatisierte geraten in Situationen, die zum Leben nicht mehr geeignet sind – diese Formulierung impliziert folgende verdichtete Trauma-Definition: Mensch und Umwelt bilden keine Einheit mehr. Zum Begriff des psychischen Traumas ist noch eine weitere Bemerkung erforderlich: Trauma wird mittlerweile als emotionales Belastungsmaterial bezeichnet, denn im Kern enthält das krankmachende psychische Material überstarke unverarbeitete negative Emotionen oder Emotionskomplexe, die in ihrer Stärke und ihren Folgen ein Kontinuum bilden. Die moderne Traumatherapie postuliert, dass Heilung ein selbstorganisatorischer biologischer Vorgang ist, der durch Phasenübergänge von dysfunktionalen zu funktionalen Ordnungsmustern erzeugt wird, wenn bestimmte Voraussetzungen erfüllt sind. Psychotherapie stellt diese Bedingungen her. Ein Heilungsvorgang wird in der Traumatherapie oft auch als *Transformationsprozess* bezeichnet: Das krankmachende Belastungsmaterial wird in gesundes, kreatives Material umgewandelt, *transformiert*.

Dass Bilder therapeutisch wirksam sein können, ist seit Langem bekannt: Innere und äußere Bilder wirken auf die Psyche und beeinflussen das Verhalten. In bildnerischen Therapien geht es von Anfang an um einen Gestaltungsvorgang, der in seiner bildnerischen Dynamik den emotionalen Zustand eines Menschen spiegelt und nicht zuletzt beeinflusst. Die meisten Erwachsenen sind überzeugt, nicht malen bzw. gestalten zu können, dabei gehören Malen, Zeichnen und Gestalten zu den tief verankerten menschlichen Ausdrucksformen, wie auch Sprechen, Bewegen, Tanzen und Singen. Wird doch einmal die Hemmung zu gestalten aufgehoben, beginnt der Prozess, sich dem zu stellen, was man noch nicht weiß: Es entstehen Bilder, die überraschen, berühren, zum Nachdenken bringen und auch Neues in die Wege leiten können.

Die den kunsttherapeutischen Prozess und die Gestaltungen begleitenden Gefühle sollen kompetent, schonend und sorgfältig geprüft werden, um zu lernen, mit dem Entstandenen und mit sich selbst achtsam und mitfühlend umzugehen. Ästhetisch-gestalterische Prozesse können bei ausreichender Verankerung in einem psychotherapeutischen Setting zu sogenannten psychologischen Probehandlungen werden und in Form von Wahrnehmen und Gestalten eines ästhetischen Objekts unmittelbar heilsam auf Denken und Fühlen wirken.

Ein zentrales Element aller Therapieformen und somit auch der Kunst- und Gestaltungstherapie ist die Stabilisierung – sie hat in der Behandlung von Traumaspätfolgestörungen einen besonderen Stellenwert und fungiert in der Kunsttherapie als sichere Plattform, von der aus weitere therapeutische und gestalterische Schritte unternommen werden können: Da Kunsttherapie ganz allgemein als ressourcenorientierte Therapie betrachtet wird und die innerhalb der Therapie angebotenen Quellen und Kontexte ästhetischer Erfahrung KlientInnen allesamt als Ressourcen dienen, können kunsttherapeutische Interventionen während der Stabilisierungsphase in der Traumabehandlung in besonderer Weise wirken. Im weiteren Verlauf der Therapie können auf der Ebene der Gestaltung therapeutische Themen in ihrer störungsspezifischen Problematik subtil exponiert und bearbeitet werden.

Man kann die Begegnungsmomente mit dem Gestaltungsprozess und den Gestaltungen auch als *seelische Wachstumsvorgänge* definieren – sie sind in diesem Sinne nicht nur etwas Kreatives, sondern machen auch kreativ. Das Erleben eines solchen seelischen Wachstumsvorgangs führt in der Praxis zu kreativen Überlegungen, welchen Gesetzen dieser Prozess folgt und wodurch er imitiert werden kann. Alles aus äußeren Eindrücken oder aus der Innenwelt des Menschen entstehende seelische Material wird von unserem mentalen System selbstorganisatorisch aktiv umgewandelt, umgeformt und transformiert (Plassmann 2013, S. 30–31). Den selbstorganisatorischen Prozessen von KlientInnen liegt im Kern ein *bipolares Prinzip* zugrunde: Den negativen Pol bildet das unverarbeitete emotionale Belastungsmaterial, das aus schweren Konflikten und traumatischen Erfahrungen besteht, im positiven Pol versammeln sich die salutogenetischen, zur Selbstorganisation nötigen, aber auch befähigten Persönlichkeitsanteile (Plassmann 2013, S. 36–38).

In der Traumatherapie mit Bildern kann das so bedeutsame Prinzip des bipolaren Arbeitens in den Vordergrund gestellt werden. Dabei geht es darum, Ressourcen- und Belastungsmaterial präsent zu haben und sich gleichzeitig zwischen beiden Seiten kontrolliert bewegen zu können. Traumatherapie mithilfe und begleitet von Bildern hat immer etwas Kreatives, Farbiges, Angereichertes: Jede (Kunst-)Therapiestunde ist ein neu zu schaffendes kleines Kunstwerk, das vor der Stunde noch nicht da gewesen ist; es treten Situationen auf, die es bisher noch nicht gab; wir wissen nicht, was als Nächstes kommt, und die Momente, in denen der kreative Prozess der Selbstorganisation einsetzt, sind von größter Kostbarkeit.

In dieser Arbeit sollen zunächst die wichtigsten Behandlungsprinzipien, Entstehung und Wirksamkeit der Kunst- und Gestaltungstherapie sowie deren Einsatzmöglichkeiten in der Behandlung von Traumaspätfolgestörungen vorgestellt werden. Im weiteren Verlauf wird ein Therapieprozess mit für eine traumaspezifische Behandlung typischen Behandlungselementen beschrieben und die Möglichkeiten der Kunst- und Gestaltungstherapie dargestellt. Auch die kreativen, selbstorganisatorischen Prozesse, die in der Gestaltung und in der therapeutischen Begegnung mit KlientInnen entstehen und beobachtet werden, ihre Initiierung, Steuerung und Nutzung sind Gegenstand vorliegender Arbeit.

1 ALLGEMEINE ÜBERLEGUNGEN ZU DEN WIRKFAKTOREN DER KLINISCHEN KUNST- UND GESTALTUNGSTHERAPIE

1.1 HERKUNFT DER KÜNSTLERISCHEN THERAPIE

Um kunsttherapeutische Prozesse untersuchen und beschreiben zu können, ist es notwendig, die moderne Kunst- und Gestaltungstherapie in ihrem Wesen, ihren Ansätzen, Einsatzfeldern und ihrer Entstehungsgeschichte zu erfassen.

Die Entwicklung der Kunst- und Gestaltungstherapie reicht weit zurück: Kunst war schon immer ein Ausdruck innerer Welten des Menschen. Im Mittelalter waren die Kirche und weltliche Potentaten als Auftraggeber für die Themen und die Erschaffung von Kunstwerken verantwortlich und erst in der Zeit der Aufklärung ist das Individuum in der westlichen Kunst in den Mittelpunkt gestellt worden. Die Moderne befreite die Kunst weiter im Sinne eines persönlichen Ausdrucks innerer Bilder, Emotionen und Sichtweisen. Während van Gogh seine psychischen Zustände eher impulsiv in seine Bilder einfließen ließ, setzten andere KünstlerInnen, wie z. B. Niki de Saint Phalle, ihr Werk bewusst und gezielt zur Auseinandersetzung mit der eigenen Vergangenheit ein. Einige KünstlerInnen begannen, sich mit dem Potenzial und den Wirkungsweisen des kreativen Ausdrucks zu beschäftigen, und brachten ihre Erkenntnisse, dass die Kunst bzw. der kreativer Prozess innere seelische Zustände, Erinnerungen und Emotionen sichtbar macht und bei der Verarbeitung innerer Themen und Konflikte helfen kann, in die Öffentlichkeit (Stöveken 2013, S. 12–13). Auch der Ansatz, zunächst erzieherisch, dann auch ansatzweise therapeutisch mit musisch-bildnerischen Mitteln zu arbeiten, ist seit der Aufklärung zu verzeichnen: Pestalozzi zitierte die Kunstkräfte des Kinds, Schiller plädierte für eine ästhetische Erziehung, durch die sich der heranwachsende Mensch „spielerisch-ganzheitlich" organisieren solle. Kinder sollen im Prozess der Erziehung „kunstgemäß" erregt werden, um über die Darbietung ästhetischer Gegenstände eine Veredelung ihrer Gemütsbestimmungen und Geschmacksurteile zu erfahren. In der Klassik werden die Vorstellungen, was menschliche Natur ist (Goethe) oder sein soll (Schiller), von idealen Vorstellungen geprägt (Menzen 2016, S. 14).

In den damals so bezeichneten Irren- oder Idiotenastalten, den Psychiatrien und Anstalten für geistig verwirrte Menschen, ist schon seit dem frühen 19. Jahrhundert ein musisch-bildnerisch ausgerichteter beschäftigungstherapeutischer Ansatz zu vermerken. Damals wurde der abreitende Mensch vor allem im Hinblick auf seine Funktionsfähigkeit bewertet, so auch in den zeitgenössischen Psychiatrien. Arbeits-, Ergo-, Werk- und Beschäftigungstherapien sind von Anfang an auf die Funktionen von Körper und Geist bezogen und sollen das Arbeitsvermögen wiederherstellen. Im Verlauf der Zeit weisen diese Beschäftigungsformen den künstlerischen Therapieverfahren ihren Platz: Die erste heilpädagogische Werkstätte von Deinhardt und Georgens (1861) wie auch eine der ersten Schulen für Beschäftigungstherapie, die „School of Civics and Philanthropy" (1908) versuchen, die ausgefallenen Funktionen des arbeitenden Menschen mit künstlerisch-gestalterischen Mitteln wiederherzustellen (Menzen 2016, S. 15).

In den entstehenden künstlerischen Werkstätten im psychiatrischen Bereich entwickelte sich vor dem Ersten Weltkrieg eine Form der Beschäftigungstherapie, die die künstlerische Tätigkeit zum „Cur-Mittel" erklärte. Die erste Trennung zwischen Arbeits- und (Kunst-)Beschäftigungstherapien grenzte Arbeits- und Aufräumarbeiten von künstlerischen Tätigkeiten ab. Die künstlerischen Therapien realisierten im Rahmen der Behandlung eher schöpferisch-musische, individualisierte und selbstzweckorientierte Aufgabestellungen. Arbeitstherapeutische Maßnahmen dagegen waren produktions-, leistungs- und zweckorientiert. Eine künstlerische und kunsthandwerkliche Betätigung sahen Pinel und Reil (1803) für Patienten der gehobenen Schichten vor, während die handwerklich-arbeitsprozessierte Betätigung der Wiedereingliederung der Patienten der unteren Schichten dient. Der deutscher Psychiater Hans Prinzhorn begann 1919 in der Heidelberger Psychiatrie, Bilder psychisch kranker PatientInnen zu sammeln, um die künstlerischen Ausdrucksformen nicht nur der Kunstwelt zu präsentieren, sondern auch aus pädagogischer und psychologischer Sicht als Mittel für Diagnostik und Annäherung an innere, seelische Prozesse zu etablieren. Während die Kunstwelt von den ausdrucksstarken Bildern fasziniert war, reagierte die psychiatrische Fachwelt skeptisch und zurückhaltend (Stöveken 2013, S. 14).

Ein *kreativ-gestaltungstherapeutischer Ansatz* hat sich im Laufe des 20. Jahrhunderts entwickelt und eine ähnliche zweckfreie bzw. zweckgebundene Orientierung erhalten wie die Arbeits- und Beschäftigungstherapien. Seit den 1960er Jahren hat sich eine Version tiefenpsychologisch und analytisch orientierter Gestaltungstherapie etabliert, die sich als „Therapie mit bildnerischen Mitteln auf tiefenpsychologischer Grundlage" und als Ergänzung verbal orientierter Psychotherapie durch den bildnerischen Ausdruck versteht. Sie beabsichtigt die spontane Ausdrucksgestalt als Synthese von Innerem und Äußerem, initiiert den Kontakt und die Vermittlung zwischen Bewusstem und Unbewusstem in der sich symbolisch entwickelnden Kommunikation. Ein bedeutender Vordenker dieser Richtung war C. G. Jung, der sich die Welt des bildnerischen Gestaltens für seine Arbeit mit dem Unbewussten in der Psychotherapie zu eigen machte: Mit Jung wird angenommen, dass der Sinn des Symbols in dem Versuch besteht, das noch gänzlich Unbekannte und Unbewusste zu verdeutlichen. Im Vorgang des Symbolisierens können seelische Konflikte ästhetisch-bildnerisch dokumentiert werden und das Unbewusste entwerfe im Symbol eine Vorstellung dessen, was eigentlich gemeint sei und nach Bewusstwerdung, nach Gestaltung strebe (Menzen 2016, S. 20).

1.2 ENTWICKLUNG DER KUNSTTHERAPIE IN DEUTSCHLAND

Jungs Schülerin Jolande Jacobi hat das freie Malen zur Traumaarbeit mit in KZ traumatisierten Kindern angewendet, um die aus der Traumatisierung resultierende Sprachlosigkeit zu bearbeiten. Karlfried Graf Dürckheim hat ebenfalls kunsttherapeutische Interventionen in seine körperbezogenen Psychotherapien integriert und Gestaltung hat auch als wirkungsvolle Ergänzung in den ganzheitlichen Ansätzen humanistischer Therapierichtungen wie bei Fritz Perls ihren Platz gefunden. Selbst die Psychoanalyse nach Sigmund Freud hat sich aus diagnostischen Gründen der Gestaltung bedient und die Anthroposophie Rudolf Steiners entwickelte eine eigene Form der Kunsttherapie, die das philosophische Weltbild des Gründers in ihre Wirkungsweisen einbezog und eine Mischung aus pädagogischen Ansätzen, esoterischen Glaubenssätzen und psychoanalytischen Erkenntnissen darstellte. Aus diesen und weiteren Strömungen entwickelte sich die Kunst- und Gestaltungstherapie in Deutschland zu einem vielschichtigen Abbild der therapeutischen, pädagogischen und künstlerischen Richtungen (Stöveken 2013, S. 13–14).

1.3 WIRKUNGSWEISEN

Die zeitgenössische Kunsttherapie wird überwiegend im klinisch-psychologischen und im rehabilitativen Bereich eingesetzt und zwar sowohl im stationären als auch im ambulanten und komplementären Kontext, um im therapeutischen Sinn seelische Störungen und Beschwerden zu heilen und zu lindern wie auch körperliche und geistige Fähigkeiten wiederherzustellen.

Zweck der therapeutischen Arbeit in der Kunst- und Gestaltungstherapie ist auch, Orientierung und Gefühlslage der PatientInnen wiederherzustellen sowie Problem- und Leidenssituationen adäquat zu bearbeiten. Insofern geht es weniger um die Kunst als solche, sondern vielmehr um den therapeutischen Raum, innerhalb dessen die seelischen Prozesse und deren Bedeutungen und Veränderungen mit Mitteln der Kunst im Zentrum stehen (Menzen 2016, S. 23).

Die Wirkungsweisen der Kunst- und Gestaltungstherapie kann man aus unterschiedlichen Perspektiven betrachten, im Allgemeinen werden die folgenden besprochen:

- Kunst- und Gestaltungstherapie nutzt alle Formen des kreativen menschlichen Ausdrucks, um die Persönlichkeitsentwicklung zu fördern oder eine Heilung psychischer oder psychosomatischer Störungen zu bewirken.

- Kunsttherapeutische Interventionen erweitern die Wahrnehmungsfähigkeit des Menschen für die inneren und äußeren Prozesse, machen damit tiefere Zusammenhänge sichtbar und eröffnen neue Bedeutungen und Perspektiven.

- Kunst- und Gestaltungstherapie transportiert die innere Wirklichkeit nach außen und macht sie damit wahrnehmbarer und (be)greifbarer, das bis dahin Verdrängte kann durch das offenbarende, kreative Schaffen neu entdeckt und verarbeitet werden.

- Durch die Gestaltung können Angst machende und damit auch das Verhalten bestimmende innere Bilder aus der bewussten und unbewussten inneren Welt hervorgeholt und durch eine distanzierte Betrachtung emotional und kognitiv neu bewertet werden.

- Kunst- und Gestaltungstherapie nutzt den kreativen Ausdruck, der in der rechten Hirnhemisphäre wurzelt, um die Erinnerungsbilder und deren emotionale Bedeutungen nicht sprachlich zutage zu fördern, sodass Inneres ungefiltert und unbeeinflusst sichtbar, fühlbar und letztendlich hörbar wird.

- Durch das kreative Schaffen im vorsprachlichen Raum sind Kommunikation und Ausdruck nonverbal möglich und dienen als Kanal für angestaute Emotionen, Kognitionen und Erinnerungen.

- Kunst- und Gestaltungstherapie bietet einen sicheren Raum, um Handlungen, Gefühle, neue Perspektiven und Wege auszuprobieren und sich im sicheren Rahmen kontrolliert und passend dosiert dem Belastungsmaterial anzunähern (Stöveken 2013, S. 16–24).

- In der Kunst- und Gestaltungstherapie werden mit kreativen Mitteln Ressourcen, Fähigkeiten und Motivationsebenen des/der KlientIn aktiviert, die im Sinne einer konstruktiven Veränderung genutzt werden können.

- Im therapeutischen Gestaltungsprozess wird das aktuelle Problem symbolisiert und im „Dritten Raum" der symbolischen Inszenierung erlebt und bearbeitet. Insbesondere lassen sich sehr bedrohliche und destruktive Anteile im „Dritten Raum/Übergangsraum" sehr gut ausdrücken, ohne dass der/die KlientIn oder die therapeutische Situation gefährdet wird (Bolle 2016, S. 46).

Die Intention der bildenden Kunst ist zwingend von der Intention der Heilkunst zu unterscheiden: Die therapeutische Funktion der Kunst resultiert nicht aus der bildenden Kunst, sondern aus den Kriterien der Heilkunst, die unter den diversen künstlerischen Positionen die therapeutisch nutzbaren herausgreifen. In der Kunst- und Gestaltungstherapie schafft der/die KlientIn im Beziehungsfeld zum/r TherapeutIn innere und äußere Werke, deren BetrachterIn KlientIn und TherapeutIn sind. Die erschaffenen Werke sollen vor allem dem/r KlientIn einen Nutzen bringen, auch wenn beide BetrachterInnen davon berührt und beeinflusst werden. In der Kunst- und Gestaltungstherapie sollen insofern keine Kunstwerke entstehen, sondern Herangehensweisen, Ausdrucksmöglichkeiten und Handlungsstrategien entwickelt werden. Die entstandenen Werke sollen innere und äußere Prozesse abbilden und reflektieren (Bolle 2016, S. 39).

1.4 KUNSTTHERAPEUTISCHE AUSRICHTUNGEN

Es haben sich drei *praktische Perspektiven* der Kunsttherapie herauskristallisiert: eine klinisch-neurologische, eine heilpädagogisch-rehabilitative und eine psychiatrisch orientierte.

Die *klinisch-neurologische* und die *heilpädagogisch-rehabilitative Kunsttherapie* versuchen vor allem, die Selbsterlebens- und -erfahrensformen des geistig und/oder körperlich behinderten Menschen wiederherzustellen und/oder zu kompensieren. Die *psychosomatische*, zunehmend auch *traumatherapeutisch* orientierte *Kunsttherapie* hat als Ziel, das Selbsterleben der Betroffenen, die Belastungen, die sich nicht selten auf der somatischen Ebene sehr leidensvoll manifestieren, bildnerisch auszudrücken und dadurch aus Erstarrungen zu lösen und in eine kreative Transformation zu bringen. Es geht um die innere wie die äußere Form des Erlebten und dessen bildnerische Darstellung. Das Erlebte soll beispielsweise in der traumatherapeutischen Behandlung nach einer Phase der Stabilisierung (u. a. mithilfe der Gestaltungsinterventionen) in der Traumaexposition eine greifbare und sichere Form erhalten. In der *psychiatrisch orientierten Kunsttherapie* geht es noch deutlicher als in der psychosomatischen Kunsttherapie um die Formen angesichts erschütterter und gefährdeter Ich-Instanzen misslingenden sozialen Alltagsgeschehens. Häufig ist das leidensvolle dissoziative und identitätsgestörte Erleben des Patienten Ausgangspunkt der Kunsttherapie. Das Thema Beziehung ist in der Form der Therapie sehr zentral: Wer soziale Beziehungen nur sehr verwirrend oder gewaltförmig erlebt hat, dem kann die Kunsttherapie helfen, Beziehungen neu zu gestalten und fassbar zu machen. In der Folge wird die strukturierte Beziehung, die den/die TherapeutIn und den/die PatientIn durch das Medium der Gestaltung miteinander verbindet, zur Basis für eine neue Bewertung des Kontakts und der Bindung (Menzen 2016, S. 24).

Bezüglich der *Fachausrichtung bzw. Konzeption* lassen sich grob folgende Richtungen unterscheiden:

Analytisch orientierte Kunsttherapie stellt die unbewussten Anteile der Psyche in den Mittelpunkt, die durch das kreative Schaffen und das entstandene Produkt zum Vorschein gebracht werden. Den in der Gestaltung auftretenden Symbolen werden bestimmte Bedeutungen zugeordnet und das bildnerische Material dient der Aufdeckung und Einordnung durch den/die TherapeutIn.

Anthroposophisch orientierte Kunsttherapie zielt darauf ab, die Selbstheilungskräfte des Menschen durch die Wirkung der Farben, Formen, Bewegungen und Töne und eine vorgegebene Anleitung zu initiieren. Im Vordergrund steht der unkommentierte kreative Gestaltungsprozess.

Humanistisch orientierte Kunsttherapie soll das affektive Erleben aktivieren, um das früh verdrängte und blockierte Material bewusst werden zu lassen und durch das Verstehen in die Gegenwart zu integrieren. Der kreative Prozess steht mit den aufdeckenden und weiterverarbeitenden Möglichkeiten im Vordergrund. Der Mensch wird in seinen Affekten, Kognitionen und somatischen Zusammenhängen immer als Ganzes gesehen. Der kreative Prozess der Gestaltung und das Produkt werden gemeinsam durch KlientIn und TherapeutIn mit Bedeutung versehen (Stöveken 2013, S. 14–15).

Tiefenpsychologisch fundierte Kunst- und Gestaltungstherapie nutzt kreative Ausdrucksformen zur Aufdeckung innerer Konflikte und zu deren Bearbeitung: Die ästhetische Produktion soll verdrängte Affekte freisetzten, eine Bewältigung von Konfliktspannungen durch Reduktion und Abfuhr von Triebenergie in die Wege leiten und damit eine affektive Entlastung herbeiführen. Das ästhetische Gestalten ermöglicht den Austausch des Triebobjekts unter Beibehaltung der Triebziele (Sublimation) und hilft dadurch, nicht sozialisierte Impulse zu bewältigen. Der tiefenpsychologische Ansatz der Kunsttherapie wird in privater und klinischer Praxis angewendet und ist mit anderen, z. B. verhaltenstherapeutischen, familientherapeutischen und systemtherapeutischen Ansätzen, sehr gut kombinierbar. Das ästhetische Produkt und dessen Besprechung gehören zu diesem Methodenkreis (Menzen 2016, S. 22).

1.5 AUS DER PRAXIS: RAHMENBEDINGUNGEN UND SETTING

Der ideale Rahmen für die kreativen Prozesse der Kunst- und Gestaltungstherapie ist das eigens dafür eingerichtete, immer gleichbleibende Atelier, das folgenden Kriterien entsprechen sollte: Damit sich KlientInnen auf den Gestaltungsprozess konzentrieren können, ist es wichtig, dass sie nicht von außen abgelenkt werden. Die Räume sollen möglichst akustisch störungsfrei sein.

Das Betreten des Ateliers während der Gestaltung soll für außenstehende Personen nicht möglich sein, um einen Bruch der geschützten Atmosphäre zu vermeiden. Ein Ruhebereich für nachfolgende Gespräche ist eine gute Ergänzung des Kreativbereichs. Die Räume sollen möglichst Tageslicht bieten und für die dunklen Stunden eine Beleuchtung mit gleichmäßig hellem Licht, idealerweise dimmbare Lampen für die Ruhe- und Visualisierungsphasen.

Material ermöglicht Handlung, Ausdruck, Prozess, Wahrnehmung, Erkennen, Erkundung. In der Kunst- und Gestaltungstherapie spielt Material deshalb für die Gestaltung eine wesentliche Rolle, wobei mit einem erweiterten Begriff für Material gearbeitet wird: Darunter versteht man alles, was innere Bilder, (noch) Unaussprechbares, Inneres, Undenkbares als Gestaltung/Produkt fühlbar, ausdrückbar und wahrnehmbar macht. Ein breites Spektrum an Materialien und Werkzeugen bedeutet gleichzeitig ein breites Spektrum an Möglichkeiten, Menschen individuell zu erreichen. Unterschiedliche Materialien eröffnen vielseitige Erlebensräume, jedes Material ermöglicht eine andere Art des Erlebens und Ausprobierens, Veränderns, Begreifens und Korrigierens.

Die kunsttherapeutische Beziehung wirkt innerhalb des vereinbarten Rahmens in einem klaren, strukturierten, respektvollen und empathischen therapeutischen Setting, in dem die KlientInnen mit einer wertoffenen Begegnung, einer achtsamen Begleitung und einer verbindlichen Beziehungsgestaltung rechnen können. Weitere wesentliche Werte in der Begegnung mit KlientInnen sind:

– Respektierung der Lebensgeschichte und der daraus resultierenden Individualität,
– Kongruenz und Transparenz in der Beziehungsgestaltung und der gemeinsamen Arbeit,
– KlientInnen-Zentrierung im Prozess der Gestaltung,
– Vertraulichkeit in der Arbeit.

Kunsttherapeutisches Setting: Erstgespräche ermöglichen ein erstes Erfahren und Skizzieren der individuelleren Bedürfnisse, Anliegen und Themen der KlientInnen sowie ein gemeinsames Einschätzen und Festlegen geeigneter therapeutischer Ziele und Rahmenbedingungen. Im Erstgespräch können erste Einblicke in die kunst- und gestaltungstherapeutische Arbeitsweise, Informationen zu Wirkung, Theorie und Ethikrichtlinien gegeben sowie klare Vereinbarungen bezüglich Ort, Kosten, Bezahlung und Absageregelungen getroffen werden.

Anschließende Besprechung/Betrachtung des Settings: Die Kunst- und Gestaltungstherapie ist eine spezifische Therapiemethode, in der nicht nur der/die KlientIn und der/die TherapeutIn als Dialogpartner arbeiten, sondern Prozess und Bilder als Dialogpartner einbezogen werden. Während des Gestaltungsprozesses gelangt der/die KlientIn zu neuen Erkenntnissen, Einsichten,

Affekten und auch inneren Haltungen. Der/die TherapeutIn nimmt am Gestaltungsprozess ebenso wie am inneren Geschehen teil: dem eigenen und dem des/der KlientIn. Die Fragen „Was geschieht in der Beziehung des/der TherapeutIn zu dem/der KlientIn und vice versa?", „Was geschieht in der Gestaltung, z. B. auf dem Bild?" und „Was geschieht in dem Gestaltungsprozess mit dem/der KlientIn? " sind im Setting ständig präsent und sollen im Anschluss angesprochen werden. Das Geschehen während der Therapiestunde wird auf drei Ebenen beobachtet und ausschließlich besprochen: (1) Beziehungsebene, (2) Gestaltungs-Bild-Ebene und (3) Prozessebene. Die Kriterien sind hilfreich, um das Setting zu strukturieren, zu beschreiben und größere Transparenz für KlientIn und TherapeutIn zu schaffen. Die drei Ebenen befinden sich in ständigem Wandel und sind jederzeit ineinander verwoben (Egger/Hartmann 2017, S. 55–57)

In der Kunst- und Gestaltungstherapie finden *keine psychologischen Interpretationen* des Bilds, der Farben, der Symbole und Positionen der Elemente auf dem Bild durch den/die TherapeutIn statt. Für den/die TherapeutIn sind die Gestaltungen der KlientInnen keine Illustrationen deren bewusster und unbewusster psychischer Belange. Bilder sind und bleiben Bilder und werden als mehrdimensionale Geschehnisse gesehen. Wenn über ein Bild, eine Gestaltung gesprochen wird, dann lassen sich immer nur Teilaspekte in subjektive Worte fassen, das Ganze bleibt dem wortlosen Erleben überlassen. Durch eine ganzheitliche Wahrnehmung kann ein Perspektivwechsel eintreten (Egger/Hartmann 2017, S. 56).

2 DER SPEZIFISCHE RAHMEN DER GKT IN DER BEHANDLUNG VON TRAUMAFOLGEN

2.1 PSYCHISCHE TRAUMATISIERUNG

Das Wort Trauma kommt aus dem Griechischen und bedeutet Verletzung, Wunde, sodass ein Trauma als eine Art seelische Verletzung zu verstehen ist. Fischer und Riedesser definieren das Psychotrauma als „vitales Diskrepanzenerlebnis zwischen bedrohlichen Situationsfaktoren und den individuellen Bewältigungsstrategien, das mit Gefühlen von Hilflosigkeit und schutzloser Preisgabe einhergeht und so eine dauerhafte Erschütterung von Selbst- und Weltverständnis bewirkt" (Fischer/Riedesser 2009, S. 79).

Nach dem ICD-10 werden Traumen als „kurz oder langanhaltende Ereignisse oder Geschehen von außergewöhnlicher Bedrohung mit katastrophalem Ausmaß, die nahezu bei jedem tiefgreifende Verzweiflung auslösen würden", definiert (ICD-10 2008, S. 183).

Der DSM IV beschreibt Traumen als „potentielle oder reale Todesbedrohungen, ernsthafte Verletzungen oder Bedrohungen der körperlichen Unversehrtheit bei sich oder anderen, auf die mit intensiver Furcht, Hilflosigkeit oder Schrecken reagiert wird."

Eine weitere Unterscheidung findet sich in der Kategorisierung nach Typ I und Typ II: Psychische Traumatisierungen nach Typ I sind die Folgen eines unerwarteten Einzelereignisses wie z. B. Vergewaltigung, Überfall, Unfall, Naturkatastrophen etc. Psychische Traumatisierungen nach Typ II sind mehrmalige, sich widerholende oder auch andauernde kumulative Traumata, z. B. andauernde sexuelle und/oder physische und/oder psychische Gewalt, Folter, Vernachlässigung etc. (Schubbe 2006, S. 46).

Eine bedeutsame Klassifikation ist die Unterscheidung nach „big T"-Traumata und „small t"-Traumata: Erstere sind Erlebnisse existenzieller äußerer oder innerer Bedrohung durch Gewalteinwirkung, auch Gewaltandrohung auf den Körper wie physische und sexuelle Misshandlungen, seelische Grausamkeit und schwere Vernachlässigung durch nahe, vertraute Menschen, noch dazu, wenn die Traumatisierungen sehr früh in der Kindheit beginnen, über lange Zeiträume wiederholt auftreten, nie an- oder ausgesprochen werden konnten/durften und niemals Schutz und Trost erfahren wurde. „small t"-Traumata werden auch scheinbar weniger katastrophale Ereignisse bezeichnet, die mit Schreck und Angst in Verbindung mit einem hohen Maß an bestürzender Beschämung, Peinlichkeit, tiefer Verunsicherung, vermeintlicher oder real hervorgerufener Schuld einhergehen und den Betroffenen mit der gleichen Unausweichlichkeit wie die großen Traumata widerfahren (Münker-Kramer 2015, S. 40–43). Diese Differenzierung ist aus verschiedenen Gründen von elementarer Bedeutung und auch im Hinblick auf die Behandlungsgestaltung sinnvoll, da früh traumatisierte KlientInnen andere therapeutische Interventionen benötigen als unter Mono-Traumatisierungen Leidende. Schwere und frühe Traumatisierungen haben tiefgreifende Folgen für die seelische Gesundheit und die Persönlichkeitsentwicklung. Klinisch bedeutsam ist neben dem häufig chronischen Verlauf traumabedingter psychischer Störungen deren Symptomvielfalt.

2.2 BELASTUNGSERFAHRUNG UND STRESSREAKTION: NEUROBIOLOGISCHE GRUNDLAGEN

Um das Störungsbild der PTBS verstehen zu können, ist es unablässig, zunächst gesunde Stressverarbeitungsprozesse zu erläutern: Stress ist nichts Pathologisches, Stress ist erforderlich, um sich zu entwickeln, ist ubiquitär und führt dazu, dass der Mensch aus seiner üblichen Lethargie erwacht (Sachse 2004, S. 32). Stressreaktionen haben mit ihren neurobiologischen, endokrinologischen und immunologischen Wirkungen im Sinne einer Allostase (d. h. Aufrechterhaltung) die Funktion, die Stabilität des Organismus zu erhalten. Dies geschieht durch Veränderung der endokrinologischen und immunologischen Funktionen. Sollte dieser adaptive Mechanismus versagen, kann es langfristig zu schwerwiegenden Störungen kommen: Wenn aktuelle Anforderungen die verfügbaren Ressourcen des Organismus überfordern, führt dies zu einer Stressreaktion. Es werden Notfallreaktionen aktiviert, die, wenn sie nicht durch langfristig adäquate Lösungen ersetzt werden, zu maladaptiven, zunächst funktionellen und im Weiteren auch strukturellen Veränderungen führen. Solche Veränderungen sind zunächst sekundäre Anpassungsprozesse, die ihrerseits stabilisierend auf die primäre maladaptive Veränderung wirken. Der so erreichte Zustand zeichnet sich durch eine eingeschränkte Reagibilität und Flexibilität der inneren Organisation des betroffenen Organismus aus (Diegelmann/Isermann 2010, S. 51, 61).

Das *Allgemeine Adaptationssyndrom* vollzieht sich in drei Phasen:

- *Alarmphase*: Stimulierung des sympathischen Nervensystems. Mobilisierung des adrenocorticotropen Hormons (ACTH) in der Hypophyse,
- *Widerstandsphase*: Cortisolausschüttung als Folge der ACTH-Ausschüttung,
- *Erschöpfungsphase*: Dekompensation der Stressreaktion bei chronischem Stress.

Die Initialzündung für eine Stressreaktion erfolgt über die Emotionszentren des limbischen Systems, in dem die Amygdala eine zentrale Funktion einnimmt: Sie wird als Angstzentrum des Gehirns bezeichnet und hat vielfältige Verbindungen zu hormonelle, vegetative und immunologische Prozesse steuernden Strukturen. Untersuchungen aus der Psychotraumatologie zeigen, wie Extremstress und Überregung der Amygdala die Informationsverarbeitung blockieren können. Ein wichtiger Aspekt ist die Beeinträchtigung der Funktion des Hippocampus, der bedeutsam für die Strukturierung der Informationen und der Gedächtnisbildung sowie für die Weiterverarbeitung der Informationen im präfrontalen Kortex ist. Unter anhaltender Stressreaktion sind dementsprechend die Urteilsfähigkeit, das Erarbeiten von Lösungsansätzen, der Zugriff auf Ressourcen und vieles mehr blockiert. Die höheren neokortikalen Funktionen können nicht genutzt werden, um den Stress zu regulieren. Die Stressinhalte werden subkortikal, implizit gespeichert und können durch Trigger aktiviert werden. Die aufrechterhaltene Stressreaktion hat vielfältige Wirkungen auf das endokrine System und das Immunsystem. Es werden zwei Systeme aktiviert: das autonome Nervensystem (ANS) – insbesondere das sympathische Nervensystem (SNS) – und die Hypothalamus-Hypophyse-Nebennierenachse (Stressachse). Diese Systeme und die von ihnen ausgeschütteten Botenstoffe (Katecholamine, Noradrenalin, Adrenalin und Kortisol) beeinflussen sich gegenseitig und wirken in vielfältiger Weise auf den gesamten Organismus (Diegelmann/Isermann 2010, S. 63–64).

Klinisch besonders bedeutsam ist auch die Einteilung der Disstress-Systeme von Jaak Panksepp: Danach verfügen Menschen über mindestens zwei Systeme, die an unterschiedliche Hirnzentren gebunden sind und mit unterschiedlichen Neurotransmittern sowohl bei der Erregung als auch bei der Beruhigung arbeiten. Panksepp (1999) bezeichnet diese Systeme als Panik-System und als Furcht-System. Ersteres reagiert mit Disstress-Empfindungen, wenn es dem Menschen nicht gut geht und er sich ohnmächtig, hilflos und allein fühlt. Erregt wird das System im Wesentlichen durch den Neurotransmitter Glutamat und beruhigt durch Opioide. Gebunden ist das System eng an den Parasympathikus: Wenn die Symptome des Panik-Systems auftreten, verspüren Betroffene die vegetativen Symptome der Angst: Kloß im Hals, Druck auf der Brust, Herzrasen und Zittern. Diese Symptome der Panik gehören zur Erfahrung von Ohnmacht. Die Notfallreaktion des Systems ist die menschliche Dissoziation, die im Weiteren explizit beschrieben wird. Das Furcht-System ist mit Kampf und Flucht, mit *fight and flight* assoziiert und an den Sympathikus gebunden.

Die beiden Systeme interagieren intensiv: Das Furcht-System ist ein wichtiges Beruhigungssystem für das Panik-System. Mithilfe des Panik-Systems lernen Menschen, „Hilfe" zu rufen, mithilfe des Furcht-System lernen sie, selbst mit Stressoren fertig zu werden (Sachse 2004, S. 32–34).

2.3 Traumaspätfolgestörung

Die oben beschriebenen akuten posttraumatischen Stressreaktionen sind normale menschliche Reaktionen auf eine traumatische Erfahrung. Ob diese Erfahrung in den ersten sechs bis zwölf Wochen verarbeitet oder die akute Symptomatik (Intrusionen, Vermeidung, *Hyperarousal*) chronifiziert wird, ist abhängig von vielen endogenen und exogenen Faktoren.

Nicht nur die Situation, in der das Trauma entsteht, sondern vor allem die Situation, in der das Trauma bewältigt werden soll, scheint entscheidend für die Entwicklung einer Posttraumatischen Belastungsstörung (PTBS) (Sachse 2004, S. 56).

Der Begriff „Extremstress-Reaktion" – auch „toxischer Stress" oder „traumatischer Stress" – soll das Zuviel gegenüber der normalen aktivierenden Stressreaktion beschreiben. Dies bedeutet, dass in solcher Situation die Reaktion und somit die Folge stärker ausfallen und oft tiefgreifender und in einigen Fällen chronische neurobiologische Spuren hinterlassen können. Letztlich determinieren die Dosis, der Kontext und das subjektive Erleben den Grad der Auswirkungen (Münker-Kramer 2015, S. 36).

Die erste offizielle und in internationalen Leitlinien anerkannte Diagnose nach psychischer Traumatisierung war die klassische PTBS (Posttraumatische Belastungsstörung). Ihre Leitsymptome erklären sich aus den eben dargestellten neurobiologischen/neurophysiologischen Konsequenzen der körperlich-mental-psychischen Reaktionen auf Extremstress. Die PTBS bildet die Basis für weitere Differenzierungen und ist ein der zentralen traumareaktiven Störungen (Münker-Kramer 2015, S. 50).

Die PTBS ist in der ICD-10 den Belastungs- und Anpassungsstörungen, im DSM-IV den Angststörungen zugeordnet. Laut ICD-10 ist nach einem traumatischen Ereignis das Vorliegen folgender Symptome ausreichend zur Diagnose der PTBS:

- wiederholte, unausweichliche Erinnerungen oder Wiederinszenierung des Ereignisses in Gedächtnis, Tagträumen oder Träumen,
- ein Zustand vegetativer Übererregtheit mit Vigilanzsteigerung,
- eine übermäßige Schreckhaftigkeit,
- Schlafstörungen,
- Gleichgültigkeit, Teilnahmslosigkeit,
- Vermeidung von Aktivitäten, die Erinnerungen an das Trauma wachrufen könnten.

In der ICD-10 wird unter F62.0 die „Andauernde Persönlichkeitsänderung nach Extrembelastung" beschrieben. Die Störung ist demnach durch eine feindliche oder misstrauische Haltung gegenüber der Welt, durch sozialen Rückzug, Gefühle der Leere oder Hilflosigkeit, ein chronisches Gefühl der Anspannung wie bei ständiger Bedrohung und Entfremdungsgefühle gekennzeichnet.

Traumatische Erlebnisse bringen nicht selten katastrophale Erfahrungen mit sich, die in einem deutlichen Widerspruch zu den persönlichen Grundnahmen stehen. Häufig erleben sich Betroffene nach einem traumatischen Erlebnis als emotional schwach, defizitär und vulnerabel, die Welt erleben sie als feindlich und bedrohlich. Nach traumatischen Erfahrungen können tiefgreifende und situationsübergreifende Gefühle der Wertlosigkeit, Unfähigkeit und Selbstbeschuldigung verbleiben. Diese dysfunktionalen negativen Überzeugungen können sich gegenüber der Umwelt in Gedanken wie „Ich bin nirgends sicher" oder „Das geschieht mir recht" und in der Unfähigkeit zu Beziehungen mit Vorstellungen wie „Ich bin beziehungsunfähig, nicht wert, geliebt zu sein" ausdrücken. Weitere typische Gefühle, die im Kontext psychischer Traumatisierung und somit bei entsprechenden Störungen eine Rolle spielen, sind das Empfinden von Ekel, Schuld, Scham und Aspekte von Angst, Furcht, Wut und Zorn (Münker-Kramer 2015, S. 36–37).

2.4 Der Vorgang der Dissoziation

Wesentlich zum Verstehen der Entstehung traumareaktiver Störungen ist der Vorgang der Dissoziation: Dissoziation ist eine biologisch (neurophysiologisch) angelegte Fähigkeit der Psyche, durch die bestimmte eigene Gefühle, Empfindungen, Erinnerungen, Handlungen oder Gedanken dem Bewusstsein unzugänglich bleiben: Sie werden abgespalten. Dissoziative Reaktionen verhindern eine Überflutung des Bewusstseins mit Reizen und verbessern dadurch in schwierigen Situationen die Reaktionsmöglichkeiten des Individuums. Bestimmte sehr belastende Aspekte einer bedrohlichen Situation (Angst, Schmerz, Hilflosigkeit, extreme Verwirrung und Orientierungslosigkeit) werden durch Dissoziation mehr oder weniger vollständig vom Bewusstsein ferngehalten: Beim Trauma wird ein sympathisches *Hyperarousal* rasch abgelöst von parasympathischer Dissoziation durch einen plötzlichen Übergang aus einer bis dahin erfolglosen Kampf-Flucht-Strategie, die massive sympathische Aktivierung erfordert, in einen metabolisch konservativen Zustand der Immobilisation: Totstellreflex/Sich-Verkriechen-Reflex. Die dissoziative Reaktion ist auch mit einer massiven Erhöhung der endogenen Opioide verbunden, was zur stressreduzierenden Lähmung beiträgt (Sachse 2004, S. 46).

Dissoziation ist also in ihrem Ursprung zunächst als Bewältigungsmechanismus einer unaushaltbaren Situation zu verstehen. Sie ist ein neurologischer Reflex auf Extremstress und kann somit analog zur körpereigenen Analgesie verstanden werden. Sie schaltet sich autonom ein (z. B. durch die Ausschüttung körpereigener Opioide), sobald für das volle Bewusstsein nicht ertragbare Schmerzen wahrgenommen werden müssen. Damit wird das Ertragen der Situation möglich gemacht. Dissoziation ist das Phänomen der Ausschaltung innerer und äußerer Reize: Die körpereigene Analgesie ermöglicht das Aushalten des körperlichen Schmerzes, die mental-psychische Dissoziation tritt seelischen Schmerzen entgegen. Die Phänomene des dissoziativen Schutzmechanismus reichen von kurzer dissoziativer Amnesie bis hin zu vielen Jahren, die hinter den dissoziativen Barrieren liegen und nicht erinnert werden können. Auch wenn Dissoziation peritraumatisch einen wesentlichen, das Überleben sichernden psychischen Vorgang darstellt, wird später die dissoziative Symptomatik dysfunktional erlebt – und zwar dann, wenn die Dissoziation in der Vergangenheit zu viel und zu lange als „Bewältigungsmechanismus" eingesetzt werden musste. Dies kann zu dissoziativen Störungen, wie

- dissoziative Amnesie,
- dissoziative Fugue,
- dissoziativer Stupor,
- dissoziative Sensibilitäts- und Empfindungsstörungen,

- Depersonalisation und
- Derealisation,

führen und in letzter Konsequenz so weit gehen, dass das Gesamtgefüge der Persönlichkeit daran zerbricht: *komplexe strukturelle Dissoziation* bis zu *dissoziativer Identitätsstörung.*

Oft sind die genannten Störungen Folgen einer Entwicklungstraumatisierung, sexueller und körperlicher Gewalt und schwerer Vernachlässigung. Es ist sehr wichtig, das mögliche Vorliegen einer dissoziativeren Störung in der traumaspezifischen Anamnese zu erfassen: Daraus lassen sich wichtige Rückschlüsse auf das Ausmaß der Belastung und somit auf die Notwendigkeit der Stabilisierung und Zurückhaltung der Traumaexposition im Rahmen der Behandlung ziehen (Münker-Kramer 2015, S. 54–56).

2.5 TÄTERINTROJEKTE UND IHRE FUNKTION

2.5.1 DIE DISSOZIATIVE IDENTITÄTSSTÖRUNG

Der Psychologe und Nobelpreisträger Daniel Kahnemann äußerte 2012, dass es so etwas wie eine einheitliche, ganze, ungespaltene Persönlichkeit nicht gebe. Stattdessen solle in zwei psychische Systeme unterschieden werden, die allen Menschen innenwohnen und das menschliche Handeln steuern: System I steht für die Intuition und erzeugt Absichten, Eindrücke und Gefühle. System II steht dagegen für Vernunft, Selbstkontrolle und Intelligenz. Oft glauben Menschen das System II zu sein: „Ich bin derjenige, der glaubt, die Entscheidungen zu fällen." In Wirklichkeit ist dagegen der Einfluss des Systems I enorm: Das System kann nicht willkürlich abgeschaltet werden (Huber 2013, S. 45).

Wenn im normalen Fall also die Persönlichkeit wie geteilt ist – wie kann man sich die peri- und posttraumatische dissoziative Spaltung dann vorstellen? Strukturelle Dissoziation erfolgt unter massivem äußeren Stress und ist damit mehr als nur einfache Abspaltung in bewusste und unbewusste Anteile: In dieser Situation kann das Gehirn eine weitere tiefgreifende Spaltung in ein *Alltagsbewusstsein* (ANP), das noch funktionieren darf und muss und daher von traumatischen Reizen ferngehalten wird, und in ein *emotionales Bewusstsein* (EP), in dem traumatische Momente gespeichert sind, vornehmen (Ebene I). Bei der sekundären strukturellen Dissoziation (Ebene II) differenziert sich das EP in Empfindungs- und Verhaltensmuster, die in bestimmten Situationen dominant werden. Häufig vorkommende funktionelle Anteile (Subsysteme/*Parts*/*Ego States*) sind Besorgnis ~ Einfrieren/Analgesie (Schmerzunempfindlichkeit) sowie Furcht ~ Kampf ~ Unterwerfung. Möglich ist auch die Aufteilung des EP in einen erlebenden und einen beobachtenden Anteil (Huber 2013, S. 50).

18

Die oben beschriebene DIS (dissoziative Identitätsstörung) ist somit die schwerste Erkrankung aus dem Syndromspektrum dissoziativer Störungen und wird nach dem diagnostischen und statistischen Handbuch psychischer Störungen (DSM-IV) durch ein durchgehendes Muster dissoziativen Funktionierens charakterisiert, das sich in einer mangelnden Integrationsfähigkeit des Bewusstseins in den Bereichen Gedächtnis, Wahrnehmung und Identität äußert. Es können alle Symptome der anderen dissoziativen Störungen auftreten, insbesondere psychogene Amnesien, Depersonalisation, Derealisation. Hauptmerkmal der DIS ist das Auftreten mindestens zwei unterscheidbarer Persönlichkeitszustände (ANP und EP s. o.), die teilweise Kontrolle über das Verhalten der Person übernehmen. Bei den Persönlichkeitszuständen handelt es sich um dissoziierte Aspekte der Gesamtpersönlichkeit, die sich in Alter, Geschlecht, Sprache, Fähigkeiten unterscheiden können. Häufig besteht eine teilweise oder eine vollständige Amnesie hinsichtlich des Vorhandenseins und der damit verbundenen Handlungen der jeweils anderen Persönlichkeitszustände (Sachse 2004, S. 59).

2.5.2 TÄTERINTROJEKTE

Für alle Traumaspätfolgestörungen gilt: Wer Gewalt erlebt hat, hat Täterintrojekte. Es ist davon auszugehen, dass Täterintrojekte oder anderes gesagt täterimitierende psychische Anteile in Momenten der höchsten Not entstehen, wenn sich mit der peritraumatischen Dissoziation ein Anteil der Persönlichkeit vom Opfererleben vollständig ablöst und mit dem Täter verschmilzt. Oftmals können Betroffene explizit den Zeitpunkt der Entstehung solcher Innenanteile in einer speziellen Gewaltsituation identifizieren und beschreiben.

Entsprechend den erlebten Beziehungserfahrungen bilden sich in den Selbst-Zuständen internalisierte Täterintrojekte ab, die als „interne Verfolger" die erlittenen Traumatisierungen durch einen sadomasochistischen Umgang mit sich selbst bei den Betroffenen perpetuieren und somit häufig für Episoden von Selbstverletzung oder Suizidversuchen verantwortlich sind (Sachse 2016, S. 70).

Peichl hat ein Stufensystem der Introjektion entworfen, das je nach Schweregrad der traumatischen Gewalt „innere Kritiker", „innere Verfolger" und „innere Zerstörer" differenziert. Peichl beschreibt die Entstehung der Täterintrojekte als Ergebnis unterschiedlicher Introjektionsvorgänge von regulärer Über-Ich-Bildung an einem Ende des Kontinuums und traumatischer Introjektion, d. h. Identifikation mit dem Aggressor, am anderen. Kommt es zu einer strukturellen Dissoziation, dann gibt es in der Persönlichkeit des Opfers neben Alltagspersönlichkeiten (ANP) und anderen traumaassoziierten, eher opferidentifizierten Anteilen (EP) auch die täteridentifizierte Anteile (Plassmann 2014, S. 173). Auch ehemals konstruktive aggressive Selbst-Zustände, wie zum Beispiel in der Traumasituation entstandene reaktive Wut, können sich vom ehemals „internen Helfer" zum „internen Verfolger" entwickeln. In der Regel sind dann die entstandenen Anteile hochmisstrauisch, zeigen dem/der TherapeutIn gegenüber eine verächtliche Haltung und versuchen, aktiv die Therapie zu boykottieren, um sich und die anderen Selbst-Zustände vor erneuter Beziehungstraumatisierung zu schützen. Im analytischen Sinne verbirgt sich in dem Selbst-Zustand des „inneren Verfolgers" die „personifizierte" Abwehr gegenüber jeglichen regressiven Übertragungswünschen. Dementsprechend müssen die Täter-Anteile frühzeitig beim Aufbau einer vertrauensvollen Beziehung berücksichtig und aktiv angesprochen werden: Die „Verfolger-Persönlichkeiten" verfügen über ein aggressives Potenzial an Energie und Kraft, das KlientInnen in konstruktiver Form im Heilungsprozess dringend benötigen.

Der Wechsel von einer Alter-Persönlichkeit (ANP) zu andern wird als „Switch" bezeichnet und ist ein Kernphänomen im Verhalten unter DIS leidender KlientInnen. Der Wechsel beginnt insbesondere zu Beginn der psychotherapeutischen Behandlung unkontrolliert und kann dann im Verlauf der therapeutischen Arbeit kontrolliert vollzogen werden. Dies kann sich unter Umständen sehr dramatisch realisieren, wobei die KlientInnen sehr geängstigt, körperlich leidend erlebt werden. Es können kurze Trancezustände manifest werden. Täterintrojekte und somit der Wechsel der Persönlichkeitsanteile werden aktiv und dann auch nach außen erkennbar, wenn sie durch äußere Situationsaspekte oder innere Konflikte getriggert werden. In der Regel wird die abrupte Wechselsituation von den Betroffenen als außerhalb der eigenen Kontrolle und somit als sehr beängstigend erlebt. Im Verlauf der Therapie lernen KlientInnen, gemeinsam mit dem/der TherapeutIn die Trigger zu identifizieren, und somit eine bessere Affekttoleranz und Kontrolle über das Wechseln der Anteile (Sachse 2004, S. 71).

2.6 DER SPEZIFISCHE RAHMEN DER GKT BEI DER ARBEIT MIT TRAUMAPATIENTINNEN

Die Rahmenbedingungen für das kunst- und gestaltungstherapeutisches Arbeiten und somit die Begegnungsmöglichkeiten mit TraumapatientInnen sind divers. Im stationären Kontext arbeiten Kunst- und GestaltungstherapeutInnen in der Regel in Gruppen, je nach Behandlungskonzept störungshomogen oder -heterogen. Darüber hinaus gibt es im stationären Kontext die Möglichkeit, im Einzelsetting mit ausgewählten KlientInnen zu arbeiten. Neben den Angeboten der Einzel- und Gruppentherapie bieten viele Kliniken sogenannte offene Ateliers, in denen die Gelegenheit zum freien Gestalten zu bestimmten Zeiten an den Abenden und am Wochenenden besteht. Im stationären und auch im ambulanten Kontext ist für einen gelingenden (kunst-)therapeutischen Prozess die Einbindung aller an der Behandlung beteiligten Personen bedeutsam. Spezielle Bedeutung hat dieser Aspekt für die Arbeit mit traumatisierten KlientInnen, denn nur so können die in der Kunst- und Gestaltungstherapie gewonnenen Erkenntnisse und Möglichkeiten des Umgangs mit auftauchendem Traumamaterial sinnvoll gehandhabt und gewinnbringend integriert werden. Der die Therapie begleitende Ausstauch aller beteiligten Personen garantiert, dass sich die Täterintrojekte nur in der Gestaltungstherapie zeigen und in das bezugstherapeutische Gespräch keinen Eingang finden.

Die klinische Kunst- und Gestaltungstherapie gehört zu den nonverbalen Verfahren und bietet die Möglichkeit des bildnerischen oder gegenständlichen Gestaltens in einem therapeutischen Kontext. Das Vorgehen ist im Wesentlichen ressourcen- und prozessorientiert und wird zur Bewältigung von Krisen und Krankheiten eingesetzt. Bei der psychodynamischen Ausrichtung der Kunst- und Gestaltungstherapie stehen der Bewusstwerdungs- und der Erkenntnisprozess mit den Möglichkeiten, Informationen über die Ich-Struktur, Konflikte und Bindungsmuster der Gestaltenden zu gewinnen, im Vordergrund. Neben den allgemeinen Wirkfaktoren der klinischen Kunst- und Gestaltungstherapie gibt es auch spezifische Bedingungen im Rahmen von Traumabehandlungen. Im Gegensatz zu herkömmlichen Empfehlungen mit dem Ziel, traumatische Erfahrungen durch Vermeidung entsprechender Inhalte nicht zu aktualisieren, sieht die Kunst- und Gestaltungstherapie gute Zugangsmöglichkeiten gerade bei Traumaspätfolgestörungen. In der Gestaltung kann das innerlich Verbotene schon zu Beginn der therapeutischen Arbeit symbolisch mitgeteilt werden. Durch die Anleitung zum therapeutisch sinnvollen Umgang mit dem Gestaltungsprozess und den entstandenen Produkten können KlientInnen mit Traumafolgestörungen kompetenter mit abgespaltenem traumaassoziierten Material umgehen lernen, ihre Distanzierungsmöglichkeiten verbessern und ein kontrolliertes Annähern an bis jetzt vermiedene Traumainhalte auf der Gestaltungsebene versuchen (Plassmann 2013, S. 171–172).

Wichtige Prinzipien der Kunst- und Gestaltungstherapie in der Arbeit mit Traumaspätfolgestörungen sind die Strukturierung und die Beziehungsgestaltung. Durch die Strukturierung der kunst- und gestaltungstherapeutischen Arbeit soll verhindert werden, dass unkontrolliert traumaassoziiertes Material ins Alltagsbewusstsein gerät und bei KlientInnen eine Reizüberflutung bewirkt. Eine unterstützende Vorgabe ist dabei u. a. die Anleitung zum bipolaren Arbeiten (Plassmann 2007), das im Kapitel 3 explizit beschrieben wird. Durch das bipolare Arbeiten kann im Rahmen der Kunst- und Gestaltungstherapie das für die Traumatherapie entscheidende Prinzip des kontrollierten Sich-hin-und-her-bewegen-Könnens zwischen Belastungsmaterial und Ressourcen modellhaft geübt werden. Das senkt den bei KlientInnen vorhandenen Druck, etwas vom Traumamaterial loszuwerden, und erfüllt das Bedürfnis, Kontrolle zu behalten bzw. wiederzuerlangen (Plassmann 2013, S. 173).

Auch für das kunst- und gestaltungstherapeutische Arbeiten mit TraumapatientInnen gelten die Grundlagen der Drei-Phasen-Traumatherapie: Menschen, die ein traumatisches Erlebnis bzw. mehrere traumatische Erlebnisse hatten, sollen in erster Linie stabilisiert werden: Sie brauchen Schutz und Trost, eine sichere Umgebung und eine stabile therapeutische Beziehung. In der ersten Phase der Stabilisierung geht es auch darum, posttraumatische zentrale Negativmuster (kognitive und emotionale Verzerrungen im Selbst- und Weltbild), die in der Regel die Symptomatik aufrechterhalten, zu erkennen und an deren Veränderung zu arbeiten. In der Phase der Therapie soll das traumatische Ereignis nicht forciert thematisiert, vielmehr die Ressourcenorganisation in den Vordergrund gerückt werden. Sie hat in dieser Phase zentrale Bedeutung, gleichzeitig sollen spezifische Interventionen, wie Imaginationen und Gestaltungen „sicherer Orte", Identifizierungen und Gestaltungen von Ressourcenbildern und Einüben der Erdungs-Techniken KlientInnen innere Stabilität und Kontrolle über die Symptomatik vermitteln.

Diese Vorgehensweisen stellen eine wesentliche Grundlage der integrierenden Arbeit dar, da nur eine ausreichende Ressourcenaktivierung gewährleistet, dass die notwendige innere Distanzierung zum Traumamaterial gelingen kann und somit das bipolare Arbeiten und die Arbeit innerhalb des „Toleranzfensters" (siehe Kapitel 3) möglich wird. Erst wenn diese Voraussetzungen erfüllt sind und eine tragfähige Grundlage geschaffen werden konnte, wird die Phase der Traumaverarbeitung initiiert, in der das Belastungsmaterial fokussiert und prozessiert werden kann. Dabei ist ein gut reflektiertes und stetig mit den KlientInnen abgestimmtes Vorgehen unerlässlich. In der Phase der Traumabehandlung geht es um die Bearbeitung des Belastungsmaterials und dessen Integration in die Lebensgeschichte der KlientInnen, wobei die Stärkung der Gesamtpersönlichkeit in der Arbeit eine größere Bedeutung bekommt als die Bearbeitung einzelner Traumata. Hier findet die klinische Kunst- und Gestaltungstherapie ihren bedeutsamen Wirkungskreis: Sie hilft, das Traumamaterial in passender Dosierung bewusst und prozessierbar zu machen und gleichzeitig bietet sie eine hervorragende Möglichkeit der Distanzierung, Handbarkeit, Kontrolle und des Ausgleichs an. Die bildhaften Darstellungen sind behilflich, die Aspekte der Personifikation („Das auf dem Bild, das bin ich"), der zeitlichen Zuordnung („Das war damals", „Das ist das Hier und Jetzt") zu verdeutlichen und wahrzunehmen. Auch eigene (posttraumatische) negative Emotions- und Verhaltensmuster können durch Bildgestaltungen besser erkannt und verstanden werden. Für die abschließende Phase der Traumatherapie, für die Phase der Neuorientierung/Integration können durch kunst- und gestaltungstherapeutische Interventionen bedeutsame Schritte angebahnt werden.

Kunst- und Gestaltungstherapie in der Behandlung von Traumaspätfolgestörungen ermöglicht mittels in der Behandlung initiierter kreativer Prozesse eine Stärkung der natürlichen Tendenz zur Vollendung und deren Nutzbarmachung für den Heilungsprozess. Die Arbeit mit Gestaltung bietet KlientInnen durch die bewusste und kontrollierte Wahl des Materials und der Gestaltungsform die Möglichkeit optimale individuelle Bedingungen für die Aufarbeitung und Integration der traumatischen Erfahrungen (Schubbe 2006, S. 79; Plassmann 2013, S. 175).

3 BIPOLARES PRINZIP DER TRAUMATHERAPIE UND GRUNDLAGEN DER DREI-PHASEN-TRAUMATHERAPIE

3.1 DAS BIPOLARE PRINZIP

Eines der Grundprinzipien der modernen Traumatherapie ist das Prinzip der Bipolarität (Plassmann 2007), demzufolge die beiden Pole bildenden Klassen von Emotionen existieren: negative, belastende und positive.

Dem negativen Pol gehört das unverarbeitete Belastungsmaterial, bestehend aus schweren Konflikten und traumatischen Erfahrungen oder wie sehr häufig aus einer Mischung der beiden, an. Im Kern des negativen Materials befinden sich überstarke negative Affekte, fragmentierte Sinneseindrücke, eine zerstörte Zeitordnung sowie eine zerstörte Symbolisierungsfähigkeit. Und auch damit assoziierte kognitive Selbstaspekte sind durchweg negativ. Dieses Material hat sich in das sogenannte heiße, sprachlose Gedächtnis eingebrannt und bleibt den gesunden Verarbeitungsprozessen vorenthalten. Stattdessen ist um dieses Negativmaterial ein Ring provisorischer Bewältigungstechniken entstanden, die nicht selten exzessiv praktiziert werden (müssen), weil sie nur kurzfristig helfen und durch ihre Ähnlichkeit zum Belastungsmaterial den negativen Bereich permanent vergrößern: Dissoziation, Essstörung, Sucht, Depression.

Im positiven Pol sind die Ressourcen, die salutogenetischen Persönlichkeitsanteile, die zur Selbstorganisation und zu Heilungsprozessen befähigen, zu finden. Dass die Persönlichkeitsanteile auch bei kränksten PatientInnen existieren, ist offensichtlich und mittlerweile gut belegt, sie sind aber desorganisiert (Plassmann 2010, S. 35).

Ob eine Emotion positiv oder negativ wird, hängt offensichtlich nicht von der Emotion selbst, sondern von ihrer Zugehörigkeit – entweder zu einem traumatischen Komplex oder zu einem

Heilungskomplex – ab. Es gibt infolgedessen negative, krankmachende Aggressivität, die de-reguliert und zu intensiv ist, und positive, dem Selbstschutz und der Durchsetzung dienende Gefühle von Wut, Zorn etc. Das Prinzip ist für alle Emotionen gültig: Selbst Lust und Freude können Bestandteil eines traumatischen Komplexes sein, wenn zum Beispiel Lustgefühle an eine Tätergestalt fixiert sind.

Positive, salutogenetische Emotionen sind daran erkennbar, das die KlientInnen im kohärenten, homöostatischen Zustand sind: Die Emotionen haben freien Fluss, sind frei regulierbar, Kör-pergefühl und emotionaler Kontakt zum Gegenüber sind stets vorhanden und von Emotionen ausgelöste Kognitionen können ungehindert ins Bewusstsein gelangen und adäquat versprach-licht werden. Das Gegenteil gilt vor allem den negativen, belastenden, einem traumatischen Komplex zugehörigen Emotionen.

Das bipolare Prinzip besagt, dass der natürliche, endogene Heilungsprozess nur dann in Gang kommt, wenn den negativen Emotionen stets positive Emotionen (Ressourcen) mit der gleichen Verfügbarkeit und Intensität gegenüberstehen. Um in der Therapie einen Heilungsprozess zu induzieren, ist es demnach erforderlich, dass der/die KlientIn und der/die TherapeutIn in einem ausbalancierten Zustand zwischen gefühlt belastenden und gefühlten positivem Material sind und sich jederzeit frei zwischen beiden bewegen können (Plassmann 2015, S. 86).

Die Kunst- und Gestaltungstherapie verfügt über ein großes Repertoire an Techniken zur Res-sourcenorganisation: das Gestalten von Kraft-Bildern, Innere Helfer, die stabilisierende Wir-kung des Materials und vieles mehr. Der enorme Vorteil des bipolaren Arbeitens liegt darin, dass KlientIn und TherapeutIn zu jedem Moment der Therapiestunde die Balance zwischen Ressourcen und Belastung beeinflussen können, sodass traumatische Überforderung durch Überflutung mit emotionalem Belastungsmaterial sicher und zuverlässig verhindert werden kann. Daher empfiehlt sich diese Arbeitsweise insbesondere zu Beginn der Traumabehandlung bzw. bei instabilen KlientInnen während der gesamten Behandlung (Plassmann 2010, S. 36).

3.2 DAS TOLERANZFENSTER

Psychotherapie bedeutet, mit dem emotionalen System des/der PatientIn zu arbeiten. Daraus resultiert die behandlungsbezogene Grundregel, stets im sogenannten *Toleranzfenster* zu blei-ben. Hier kommt es zur Ressourcenaktivierung und damit zum Fortschreiten der Verarbeitungs- und Entwicklungsprozesse, indem die gefühlte emotionale Belastung weder zu schwach noch zu stark ist.

Das Toleranzfester wird mithilfe der elfstufigen (0–10) SUD-Skala (*Subjective Units of Distur-bance*), die aus der EMDR-Therapie vertraut ist, dargestellt. Ein SUD von 3 entspricht etwa einem deutlich fühlbaren Unbehagen mit beginnenden vegetativen Reaktionen (z. B. Herzklopfen) und ersten negativen Kognitionen (z. B. „Ich bin schlecht"). Ein SUD von 8 bis 10 weist auf eine starke Belastung hin, die durch intensive vegetative Reaktionen (Schwitzen, Brustdruck, Zittern), negative Emotionen (Angst, Hass, Ekel etc.) sowie kognitive Einengung auf negative Kognitionen (Ich-Überzeugungen) gekennzeichnet ist (Plassmann 2010, S. 114).

Das Überschreiten der persönlichen Grenzen der Toleranzschwelle für die emotionalen Belastungen hat *ausschließlich negative Konsequenzen*: Der/die KlientIn erfährt in diesem Moment erneut die eigene Hilfslosigkeit dem Belastungsmaterial gegenüber und aktiviert in der Folge Bedürfnisse nach dysfunktionalen Bewältigungsstrategien wie Dissoziation, Selbstverletzung, Essstörung etc.

Während der Traumatherapie werden immer wieder die Alltagstrigger und die therapeutische Situation selbst einen Teil der emotionalen Belastung freisetzen. Dies kann dazu genutzt werden, die Regulation der emotionalen Belastung als notwendig zu erkennen und systematisch zu üben. Dieser Vorgang ist aktiv, nicht passiv: Es ist *die eigene* emotionale Belastung, die in den Momenten gefühlt wird, und es sind *die eigenen* Regulationsfähigkeiten, die geübt und angewendet werden sollen. Ziel ist es, innerhalb des therapeutischen Rahmens jederzeit die Belastung im Bereich des aktuellen Toleranzfensters zu halten und dadurch die Verarbeitungsvorgänge zu ermöglichen (Plassmann 2010, S. 116).

3.3 PROZESSFOKUSSIERUNG: VOM WAS ZUM WIE

In der prozessorientierten Psycho-, Trauma- und selbstverständlich auch Kunst- und Gestaltungstherapie interessiert nicht zuerst das *Was*, der Inhalt, mit dem man sich in der Stunde beschäftigt, sondern vielmehr das *Wie*, der Prozess. Wie im vorherigen Kapitel beschrieben, postuliert die moderne Traumatherapie, dass sich die Blockierung emotionalen Materials unter bestimmten Umständen in der Therapiestunde lösen kann, indem ein Prozess beginnt, der dieses blockierte Material in einen qualitativ anderen, dann nicht mehr krankmachenden Zustand überführt. In der Therapiestunde beobachten KlientIn und TherapeutIn gemeinsam, inwiefern im Geschehen der Stunde der Reorganisationsprozess beginnt.

Demnach lautet die erste und wichtigste behandlungstechnische Regel *Prozessfokussierung*: Die Aufmerksamkeit von TherapeutIn und KlientIn richtet sich zu jedem Moment auf den mentalen Reorganisationsprozess, die Nebenaufmerksamkeit auf dessen Inhalte (Plassmann 2013,

S. 17). Somit liegt ein wesentlicher Bestandteil, der Ausgangspunkt einer prozessorientierten Psycho- und Traumtherapie, im Aufbau einer bifokalen Wahrnehmung: Ein Teil der Aufmerksamkeit gilt dem *Was*, dem Inhalt des Prozesses mit dazugehörigen Gedanken, Fantasien, Träumen, Gefühlen, Körperreaktionen etc. Ein anderer Teil der Aufmerksamkeit richtet sich auf das *Wie*, den Prozess: Wie hoch ist die aktuelle Belastung im Kontakt mit Traumamaterial, sind außer emotionalem Belastungsmaterial auch Ressourcen präsent? Geht im Prozess die Belastung zurück und entstehen neue positive psychische Elemente?

Um mit diesem Prinzip arbeiten zu können, benötigt die Therapie Behandlungstechniken, die sowohl dem freien Fluss des emotionalen und assoziierten Geschehens Raum geben als auch eine zuverlässige Prozesssteuerung ermöglichen, wenn es nötig ist. Dies kann zum Beispiel der Fall sein, wenn der spontane, endogene Transformationsprozess des Geschehens in der Stunde durch traumatische emotionale Übererregung oder durch Dissoziation stockt. Hier kann der Wechsel der Ebenen, der speziell in der Kunst- und Gestaltungstherapie ausgezeichnet vollzogen werden kann, sehr hilfreich sein: Der Wechsel auf die Prozessreflexion, z. B. in der Reflexion der Materialerfahrung und des Gestaltungsprozesses, ist eine hervorragende Stabilisierungsintervention, durch die eine Distanz zum emotionalen Material hergestellt wird. Die eingeschaltete Prozessfokussierung bewirkt eine Ruhephase, ein Anhalten und Nachdenken. Es ist notwendig, solche Prozessreflexion der Emotionsregulation regelmäßig in die Therapiestunde einzuflechten und KlientInnen daran zu gewöhnen, kontinuierlich selbst auf die Qualität der Transformationsprozesse zu achten (Plassmann 2015, S. 67).

4 KUNST- UND GESTALTUNGSTHERAPIE IN DER ARBEIT MIT TÄTERINTROJEKTEN

4.1 TÄTERINTROJEKTE IN DER KUNST UND GESTALTUNGSTHERAPIE

Die Täterintrojektion ist ein wichtiges Thema für alle drei Phasen der Traumatherapie und somit auch für die Kunst- und Gestaltungstherapie in der Traumatherapie: Es muss geklärt werden, inwieweit der Täter immer noch die Außenbeziehungen des/der KlientIn dominiert (Täterkontakt), wie sich durch Reinszenierung seine Macht im Setting manifestieren könnte z.B. in der Rebellion, Unterwerfung, Regelverletzungen, Übertragung und Gegenübertragung, scheinbaren Mängel an verfügbaren Ressourcen, und ob eine Kooperation der inneren Anteile bereits möglich ist.

Die Arbeit mit Täterintrojekten ist der langwierigste und schwierigste Teil der Traumatherapie und kann sowohl auf der inneren als auch auf der äußeren Bühne durchgeführt werden. Wie kann die Arbeit mit Täterintrojektion in der Einzeltherapie mit kreativen Medien aussehen?

Anders als die psychoanalytisch orientierte Therapie, die das Täterintrojekt als Fremdkörper im Selbst, ein malignes Objekt im Über-Ich/Ich-Ideal konzipiert, das in der Übertragung auf den/die TherapeutIn externalisiert werden muss, untersucht die moderne Traumatherapie die Täteranteile auf hilfreiche Funktionen im System hin und definiert sie als eines der vielen Symptome von TraumapatientInnen. Somit gilt für Täterintrojekte, was für alle Symptome eines Menschen gilt: Das Symptom ist nicht das Problem, sondern die Lösung eines „Damals" – und somit ist das Symptom auch die aktuelle Lösung für das Problem. Mit dieser wertschätzenden Einstellung kann der Kunsttherapeut im Gestaltungsprozess Kontakt zum Täterintrojekt aufnehmen und gemeinsam mit dem/der KlientIn die Schutzfunktion der Introjektion für andere verletzte oder traumatisierte Anteile bestimmen. Auf der Bildebene können erste Verhandlungen mit einzelnen Selbstanteilen ausprobiert werden, um die Kooperation der Anteile zu verbessern (Plassmann 2014, S. 168).

4.2 KUNST- UND GESTALTUNGSINTERVENTIONEN IN DER STABILISIERUNGS-PHASE

Das Familienklima ist für die Entstehung einer Traumafolgestörung wohl ebenso wichtig wie ein Realtrauma. Daher hat auch die Zeit präsymbolischer Erfahrungen eine besondere Bedeutung und mangelndes Vertrauen wird zu einem wesentlichen Element der Störung – das erklärt die Notwendigkeit therapeutischer Beziehungsarbeit. Deshalb sollte die Therapie dort eingesetzt werden, wo die zentralen Probleme zu finden sind und das sind bei vielen Traumatisierten nun einmal Beziehungen. Selbst dann, wenn die KlientInnen verstehen, dass innerhalb einer Therapie Realtraumata nicht zu erwarten sind, bleiben frühere Beziehungserfahrungen noch lange gespeichert – bis zur erfolgreichen Modifizierung der ursprünglichen präsymbolischen affektiven Erfahrungen. Diese Erfahrungen können in der Kunst- und Gestaltungstherapie symbolisiert werden, um eine Selbstreflexion zugänglich zu machen. Vom Gehaltenwerden im Sinne Winnicots können KlientInnen verbal nicht überzeugt werden, sondern er/sie muss es immer wieder konkret erfahren.

Alle KlientInnen bringen Beziehungserfahrungen mit und somit auch eine Erwartung, dass der/die TherapeutIn sich wie ihre bisherige Beziehungspersonen (z. B. Eltern) verhält. KlientInnen sehen TherapeutInnen durch die Übertragung als Vater- bzw. Mutterfigur, gehen mit sich und mit TherapeutInnen so um, wie sie mit ihren Eltern oder anderen Beziehungspersonen umgegangen sind, und erwarten unbewusst auch die negativen Reaktionen, die ihnen in jenen Beziehungen entgegenbracht worden sind (Sachse 2004, S. 124–126).

Die therapeutische Beziehung kann über gemeinsames Fantasieren und Gestalten der Bilder aufgebaut und gefestigt werden: Die Sprachlosigkeit, die ihren Platz in der Sitzung finden darf, die bedingungslose Empathie, die KlientInnen bei der Gestaltung entgegengebracht wird, und eine intuitive Unterstützung der KlientInnen durch den/die TherapeutIn ermöglichen eine neue Beziehung- und Selbsterfahrung, die bisherigen Erfahrungen entgegensteht. Eine Voraussetzung dafür ist, dass sich KlientInnen bei der Gestaltung verstanden und gleichzeitig ermutigt fühlen und damit fähig werden, eine neue Beziehungserfahrung zu machen. Sich-Verstehen und Verstanden-werden-Wollen sind Grundbedürfnisse eines Menschen. Verstehen und Verstanden-Werden brauchen sichere, achtsame Begegnung, empathische Einfüllung, die Fähigkeit der Korrespondenz. Dadurch entsteht eine gemeinsame Bedeutungssuche, die immer wieder an Herausforderungen geknüpft ist, uns mit KlientInnen im *Ich* und im *Du* suchend-verstehend zu finden. Immer wieder erleben wir dabei Einschränkungen im Ausdrücken-Können, im Verstehen und Verstanden-Werden.

Symbole, Formen und Farben sind sehr mit Verstehen assoziiert. Der Prozess, in dem Symbole und Formen entstehen, bietet auf beiden Seiten Chancen, die Selbst- und Fremdwirklichkeit zu erfassen. Wo man sich dem unfassbaren, dem bedrohlichen noch sprachlich und gedanklich nicht nähern kann, bietet die Gestaltung die Möglichkeit einer unmittelbaren Erfahrung und Mitteilung. Die Begegnung mit dem/der KlientIn im Prozess der Gestaltung lässt KlientInnen und TherapeutInnen ahnen, was bewegt, berührt, bedrückt und nicht zuletzt verbindet und stärkt. Die gemeinsame Gestaltung macht es möglich, eine gemeinsame Erfahrungsebene zu gestalten, auf der sowohl KlientIn als auch TherapeutIn ursprünglich mit sehr wenig Worten eine gemeinsame Wirklichkeit aufbauen können. Die Sitzung und der Gestaltungprozess werden dann im Sinne der „Therapeutischen Hermeneutik" nach H. G. Petzold gestaltet und verstanden (vgl. Gallbrunner 2016, S. 29–31).

Kunst- und gestaltungstherapeutische Interventionen wie das „Therapeutische Triptychon", „Spiegelnder Dialog" und „Bild-Antwort" eignen sich hervorragend, um die Beziehungsebene zu avisieren, zu erleben und (neu) zu gestalten. Auch die Aspekte der Personifikation und damit der Selbst- und Fremdwahrnehmung fließen in den Prozess mit den Gestaltungsformen ein. Insbesondere sind diese Aspekte bei KlientInnen mit dissoziativer Identitätsstörung von erheblicher Bedeutung: Über die bildhafte Darstellung werden die Aspekte der eigenen Persönlichkeit sichtbar und deutlicher, die Hinweise auf Täterintrojekt-Elemente können durch KlientInnen vermittelt und durch TherapeutInnen identifiziert werden.

Für die Stabilisierungsphase und somit für die erste Traumabehandlungsphase sind Beobachtungen aus den Gestaltungsabläufen von beträchtlicher Bedeutung, da sie auf emotionale und kognitive Muster, auf Hemmungen, innere Verbote und nicht zuletzt auf verfügbaren Ressourcen schließen lassen. Dabei wird auch sichtbar, inwieweit die Fähigkeit des kontrollierten Umgangs mit dem Belastungsmaterial und somit die Distanzierungsfähigkeit verfügbar sind, was der/die KlientIn braucht, um im Toleranzfenster zu bleiben und damit effektiv therapeutisch zu arbeiten. Zu diesem Zweck kann sich das Erstellen von Ressourcen-Bildern wie z. B. „Sicherer Ort", „Kraft-Ort", „Innerer Garten" oder „Tresor" bzw. „Zwischen-Lager-Raum" als hilfreich erweisen.

Bei der Arbeit mit Täterintrojekten bietet sich als sehr gute Einstiegsmöglichkeit die Erstellung einer „inneren Landkarte" an. Dabei werden die KlientInnen aufgefordert, für alle ihnen zu dieser Zeit bekannten Innenanteile etwas zu gestalten. Beispielsweise können sie mit kreativen Mitteln kleine Kärtchen in beliebiger Form und Farbe herstellen. Die einzelnen Teile sollen dann mit Symbolen beschriftet werden, bei dissoziierter Persönlichkeit auch mit Namen, ungefährem Alter und wenn bekannt mit der Funktion im System. Täterintrojekte sind in dieser Phase der Behandlung oft noch nicht sichtbar und man beginnt mit der Identifizierung der Alltagspersönlichkeit(en), die stabilisierend und stützend wirken (Plassmann 2014, S. 175–177).

Wenn die Ressourcenaktivierung gelingt, kann das bipolare Prinzip der Traumatherapie in den Vordergrund gestellt werden, um dann das Belastungsmaterial und das Ressourcenmaterial zu avisieren und sich gezielt und kontrolliert zwischen diesen beiden Polen zu bewegen. Zu diesem Zweck kann den KlientInnen angeboten werden, auf zwei getrennten Blättern gleichzeitig oder nacheinander zu arbeiten, gegebenenfalls die Gestaltung, in der das Belastungsmaterial untergebracht ist, zu verändern, wegzudrehen oder abzudecken.

In der ersten Phase, der Stabilisierungsphase, ist die Prozessorientierung von Bedeutung: Es sollte stets gemeinsam auf die emotionale Reaktion auf das Tun und darauf, welche Regulationsschritte notwendig und verfügbar sind, geachtet werden. Diese notwendigen Schritte können in der Regel im weiteren Gestaltungsprozess unmittelbar vollzogen werden. Ein Beispiel für solche Interventionen ist das Angebot des/der TherapeutIn, unter ein Belastungsbild, dass durch besonders dunkle Farbtöne fast komplett übermalt worden ist und bei der Betrachtung mit sehr starker negativer Emotion assoziiert war, etwas Helleres aus Tonpapier zu montieren und in sehr kleinen Schritten zu versuchen, die Dunkelheit zu unterbrechen und zu öffnen, um das Helle, Gesunde sichtbar zu machen. Diese Intervention ermöglicht KlientInnen die Erfahrung, dass sich unter dem aktuellen, zerstörerischen Traumamaterial etwas Lebendiges, Kreatives und Heilendes verbergen kann (Plassmann 2013, S. 178).

4.3 KUNST- UND GESTALTUNGSTHERAPIE ZUR ARBEIT IN DER EXPOSITIONS-PHASE

Traumaexposition soll der *Traumasynthese* dienen. Dieser Vorstellung liegt die Hypothese zugrunde, dass traumatische Erfahrungen unverarbeitet, unintegrierbar im Gehirn gespeichert werden. Durch die Exposition mit Erinnerungselementen wird die traumatische Erfahrung in der therapeutischen Situation getriggert und einer gesteuerten Synthese aus Wort, Bild, Affekt und Körperrepräsentation zugeführt, sodass das Gesamtgeschehen als ganze Gestalt erlebt wird. Da die dissoziativen Prozesse dadurch aufgehoben werden, kann das somato-psychische Erleben und Empfinden in der Therapiesituation belastend und sehr leidvoll erlebt werden. Es ist evident, dass ein solcher therapeutischer Schritt gut vorbereitet und stabil begleitet werden muss. Ungenügend vorbereitete Traumaexpositionen bewirken meistens eine Retraumatisierung und keine Integration. Therapieziel ist also nicht die Abreaktion bis zur Katharsis, sondern die Traumasynthese zur Integration. Traumasynthese bedeutet, Wort (Kognition) und Bild, Affekt und Körperresonanz, die peritraumatisch fraktioniert sind, wieder zusammenzufügen, um die traumatische Erfahrung zu integrieren und das System als Ganzes zu entlasten. Neben der Traumasynthese werden weitere Faktoren diskutiert. Ein Element ist die Integration der traumatischen Erfahrung in das verbale Bewusstsein: Wir sind alle sprechende Wesen und es spielt eine sehr große Rolle, wenn ein Wort nicht gefunden und ausgesprochen werden kann. Das Namenlose hat Macht (Sachse 2004, S. 264) und Trauma ist häufig durch Sprachlosigkeit geprägt.

Kunst- und Gestaltungsinterventionen in der *Expositionsphase* machen es möglich, dem „Feind im Inneren" (Huber 2013), dem Bedrohlichen und Unausgesprochenen Gestalt und Gesicht zu geben. Zu Beginn einer Gestaltung ist eine Ahnung, was sich zeigen könnte, aber oft noch kein konkretes Bild vorhanden, die Idee hat eine (emotionale) Qualität, aber noch keine Form. Die Energie ist auch in der Gegenübertragung für TherapeutInnen spürbar und aus der Energie entstehen sowohl bei KlientInnen als auch TherapeutInnen sichtbare und unsichtbare Bilder. Im Prozess verdichtet sich die Idee und es können Formen entstehen. Wenn sich das Ich einer solchen Form bemächtigt, wird sie zum Symbol im Sinne Jungs und kann damit den von Jung benannten Bedeutungsüberschuss erhalten. Die konkrete Gestalt trägt alle Qualitäten des Prozesses, wenngleich sehr verdichtet und konzentriert (vgl. Gallnbrunner 2016, S. 31). In kreativen Prozessen besteht die Möglichkeit, durch das Tun ins Erleben zu kommen – und diese Erfahrung ist häufig von Leichtigkeit geprägt, wobei bewusste und unbewusste Anteile, Kräfte und Themen sichtbar gemacht werden und eine Form bekommen. Jede Therapiestunde für sich ist ein neu zu schaffendes Kunstwerk, das vorher noch nicht existierte. Situationen, in denen TherapeutInnen und KlientInnen nicht wissen, was als Nächstes passiert, sind häufig. Es gibt Momente höchster Kreativität und nicht selten auch kritischer Instabilität. Die Momente, in denen das Kreative und damit die Heilung ihren nächsten Schritt sucht, sind Momente von großer Bedeutung und Wertigkeit. Wenn solche Momente achtsam wahrgenommen werden, kann man darauf vertrauen, dass auch in Momenten der starken Instabilität die mentale Reorganisation beginnen kann, die dann in die Richtung der Ganzheit, Kreativität und Ressourcen selbst finden wird. Die Richtung wohnt in dem Inneren der KlientIn, zeigt sich im Reorganisationsprozess und wird oft als immanentes Wissen empfunden. KlientInnen können unmittelbar nach Heilungsprozess bzw. in der Gestaltung entstandenen und auffindbaren Ressourcen gefragt werden. Die Prozesse, die in Gestaltung sichtbar und spürbar sind, sind selbstorganisatorisch und können als Heilungs- oder Transformationsprozesse bezeichnet werden. Sie sind emotionszentrisch und bipolar (Plassmann 2013, S. 30–31).

In der kunst- und gestaltungstherapeutischen Arbeit mit Täterintrojekten während der *Expositionsphase* können sehr drastische Darstellungen entstehen, die in der Regel nicht im Rahmen einer gruppentherapeutischen Kunsttherapie gemacht werden sollten. KlientInnen sollen im Gestaltungsprozess durch entsprechende Strukturierung geschützt werden. Traumazentrierte Psychotherapie hat nicht das Ziel, die Abwehr zu schwächen und das Erleben zu intensivieren. Vielmehr soll überwältigendes Empfinden bewältigt werden, insbesondere während der Traumaexposition. Optimal gelingt Traumasynthese oft dann, wenn die Prozesse auf zwei Ebenen gleichzeitig verlaufen: auf der Ebene des Wiedererlebens und der des nicht wertenden Betrachtens („So war mal damals.") (Sachse 2004, S. 266). Eine Gestaltung ermöglicht den Prozess auf beiden Ebenen. Über die entstandenen Darstellungen kann mittels diverser traumaprozessierender Techniken (z. B. EMDR) gearbeitet oder, bei personifizierten Darstellungen, im Dialog mit dem Täterintrojekt durch Fragen dessen Wertesystem erkundet und infrage gestellt werden, um Verhandlungen zu ermöglichen („Sokratischer Dialog").

Die Kunst- und Gestaltungstherapie gibt mit ihren Interventionen auch den TherapeutInnen Sicherheit und Kontrolle über das, was auf TherapeutIn und KlientIn in der Sitzung zukommen wird. Es ist sehr wichtig, dass nicht alles auf einmal zugelassen wird, sich das vollständige Trauma-Netzwerk im Gehirn manifestiert, also weder KlientIn noch TherapeutIn überfordert wird. Vielmehr soll eines nach dem anderen dosiert abgearbeitet werden – abgegrenzt, gesteuert und möglichst kontrolliert. Dies gelingt, indem der/die TherapeutIn das Material in seiner Wirkung kennt und bewusst einsetzt. Diverse Gestaltungsinterventionen, die unter konkreter Anleitung durchgeführt werden, machen es ebenso möglich, das Traumamaterial in angemessenen Dosierungen zu exponieren.

Im Sinne des bipolaren Arbeitens können Ressourcenbilder und Bilder von Traumszenen bzw. Täterintrojekten in der Sitzung in Kontakt gebracht werden, um das Traumamaterial zu prozessieren und über die prozessorientierte Vorgehensweise einen Integrationsprozess zu induzieren (Plassmann 2014, S. 180).

4.4 KUNST- UND GESTALTUNGSTHERAPIE IN DER PHASE DER NEUORIENTIERUNG

„Trauer, Neuorientierung und Integration" heißt die die dritte und letzte Phase der Traumatherapie. Dies darf allerdings nicht so verstanden werden, als spielten Trauer und Neuorientierung nur am Ende eines therapeutischen Prozesses eine Rolle. Vielmehr sind sie von Anfang an präsent. So kann es sein, dass zu Beginn der Therapie in der Stabilisierungsphase mit KlientInnen ein Bild des „Sicheren Orts" gestaltet wird und in der Bildbesprechung hervortritt, wie traurig er/sie darüber ist, wie unsicher alles in seinem/ihrem bisherigen Leben gewesen ist usw. Der/die KlientIn kann in diesem Moment die Notwendigkeit einer Neugestaltung der Lebenssituation erkennen. Auf diese Weise sind Trauer und Neuorientierung schon in der ersten Sitzung präsent. Solche Abläufe sind sogar eher die Regel: Stabilisierung, Trauma-Begegnung, Trauer-Begegnung und Neuorientierung wechseln ständig und ergeben einen kontinuierlichen dynamischen Prozess. Auf der Bildebene kann das Gestalten der neuen Lebenssituation erprobt, Probehandlungen und neue Bedeutungen bei der Betrachtung der Bilder zum ersten Mal erlebt und bewertet werden (Sachse 2004, S. 313).

Auch neue Perspektiven können dargestellt werden: Wo bis dahin innerpsychische Anteile, die Täterintrojekte, ausschließlich destruktiv erlebt worden sind, können sie nach entsprechenden Verhandlungen neue Funktionen übernehmen, die auf der Bildebene angeschaut, erlebt und neu bewertet werden. Bei der Gestaltung der Bilder werden eigene Veränderungsmöglichkeiten (neu) entdeckt und erprobt. Das Gefühl der Selbstwirksamkeit begleitet das kreative Tun und steht den Gefühlen, ausgeliefert oder ohnmächtig zu sein, stets entgegen.

Trauerprozesse finden in der Phase der Neuorientierung und Integration ebenfalls ihren Platz: Sie betreffen alle Menschen. Das Trauern nach Traumatisierungen ist insofern etwas Spezielles und etwas Allgemeines gleichzeitig. Traumata sind Extremerfahrungen von Verlust: vor allem von Vertrauen in das Selbst und/oder in eine andere Person bzw. das Schicksal, von Hoffnung, Stabilität, Geborgenheit, Gerechtigkeit, Sinn etc. Verluste lösen Trauer aus. Es ist wichtig, der Trauer und damit verbundenen Gefühlen wie Wut oder Verzweiflung Zeit und Raum zu bieten, dies anderen gegenüber zum Ausdruck zu bringen, sich als schwach und verletzlich erleben zu können. Dies kann in der Gestaltungssituation einen adäquaten sicheren Rahmen bekommen, der durch Mitgefühl, Akzeptanz und Fürsorge gekennzeichnet ist und in dem durch das bipolare Prinzip in der Trauersituation auch die vorhandenen Ressourcen entdeckt und gesehen werden können. Schließlich gilt: Es ist typisch für alle Verluste und Trauersituationen, dass Menschen etwas verlieren und gleichzeitig etwas gewinnen können. Dies zu erfassen, ist besonders für Traumatisierte wichtig, aber auch schwierig. Auch hier können Gestaltung und bipolares Prinzip fruchtbar eingesetzt werden, um erste entsprechende Ideen zu erfahren und bildhaft darzustellen (Sachse 2004, S. 312)

Traumatisierte Personen beschäftigen sich oft mit Fragen nach dem Sinn: „Warum?", „Warum mit mir?". Es braucht eine lange Zeit, bis Betroffene glauben können, dass es keine richtige Antwort auf die Fragen gibt. Die Zeit des Fragens, die unbeantworteten Fragen und die Gefühle während dieser Zeit können in der Kunst- und Gestaltungstherapie ihren Platz finden. Die Arbeit mit bildhaft dargestellten inneren Helfern eröffnet die Chance, eigene Antworten bzw. eigenen Umgang mit diesen Fragen zu finden.

Die Arbeit mit inneren Helfern/Beschützern hat noch einen anderen und wichtigen Aspekt: Trauern macht verletzlich, weich und damit angreifbar, sodass es nicht selten mit dem Gefühl der Angst assoziiert ist. Die Organisation vorhandener innerer Ressourcen in Gestaltungsprozessen wirkt protektiv und schützend, gibt Kraft und die nötige Energie, um einen Trauerprozess durchzuhalten (Sachse 2004, S. 313).

5 FAZIT

Zur Arbeit mit TraumapatientInnen gibt es viele Anregungen aus dem Bereich der Kunst- und Gestaltungstherapie: Sie kann die therapeutische Beziehung entlasten und stabilisieren, hilft bei der Übung der Distanzierungstechniken, reaktiviert und aktiviert die Ressourcen und unterstützt durch ihr bipolares Arbeiten bei der Traumabearbeitung. Kunst- und Gestaltungstherapie findet ihren Platz in alle drei Phasen der Traumabehandlung:

In der *Stabilisierungsphase* kommen kognitive und emotionale Verzerrungen bewusst und unabsichtlich zur Darstellung und es können Stabilisierungsziele formuliert werden. Hilfreiche, stärkende Bilder wie ein sicherer Ort, innerer Garten und innere Helfer können visualisiert und gestaltet werden. In der *Bearbeitungsphase* können die Bilder die Exposition unterstützen, indem sie das Traumamaterial dosiert zur Verfügung stellen. Bildhafte Darstellungen sind behilflich, Aspekte der Personifikation („Das auf dem Bild, das bin ich") und der zeitlichen Zuordnung („Das war damals", „Das ist das Hier und Jetzt") zu verdeutlichen und wahrzunehmen. Auch eigene (posttraumatische) negative Emotions- und Verhaltensmuster können durch Gestaltung von Bildern besser erkannt und verstanden werden. In der *Neuorientierungsphase* können in Perspektivenbildern die Wünsche, Ängste und Möglichkeiten erfasst und besprochen werden.

In der Gestaltung werden neben Verboten und Hemmungen immer auch Ressourcen sichtbar, sodass sie therapeutisch fokussiert und aktiviert werden können. Das *bipolare Arbeiten*, das Belastung und Ressourcen in der Gestaltung gegenübergestellt und betrachtet, fördert nicht nur eine ausreichende Ressourcenaktivierung, sondern hilft auch, die notwendige Distanzierung von Belastungsmaterial zu erlangen. Somit kann innerhalb des „*Toleranzfensters"* gearbeitet und eine tragfähige Grundlage geschaffen werden, um das Traumamaterial zu prozessieren.

Kunst- und Gestaltungstherapie kann ein wertvolles Instrument sein, um Traumamaterial in passender Dosierung bewusst und prozessierbar zu machen. Zu diesem Zweck sind die in der Gestaltung erworbenen Techniken der Distanzierung und Ressourcenaktivierung die wichtigsten Komponenten. Die Stärkung der Ressourcen und damit der gesamten Persönlichkeit steht hier im Fokus – mehr als die Bearbeitung einzelner Traumatisierungen.

Die Wirksamkeit der dargestellten Behandlungsstrategie beruht darauf, dass ein traumatherapeutischer Behandlungsrahmen verwendet wird, der Kunst- und Gestaltungstherapie integriert. Die Kunst- und Gestaltungstherapie wird nicht isoliert als Einzelmethode eingesetzt, vielmehr ist der Behandlungsrahmen daraufhin konzipiert, die gleichen Prozesse wie die Kunst- und Gestaltungstherapie selbst zu induzieren.

LITERATURVERZEICHNIS

Bolle, R. (2016): Analytische Kunst. Psycho. Therapie. Manuskript, nicht veröffentlicht

Diegelmann, C./Isermann, M. (Hrsg.) (2010): Ressourcenorientierte Psychoonkologie – Psyche und Körper ermutigen. Stuttgart: Kohlhammer

Dillign, H./Mombour, W./Schmidt, M. H. (2008): ICD-10. Internationale Klassifikation psychischer Störungen. 4. Auflage, Bern: Hans Huber

Egger, B./Hartmann, U. (2017): Personenorientierte Maltherapie. Bern: Hogrefe

Fischer, G./Riedesser, P. (2009): Lehrbuch der Psychotraumatologie. 4. Auflage, Stuttgart: UTB

Gallnbrunner, M.-T. (2016): Ein neuer Blick auf mich. Wien: Maudrich

Huber, M. (2013): Der Feind im Inneren. Paderborn: Junfermann

Menzen K.-H. (2016): Grundlagen der Kunsttherapie. 4. Auflage, München: Ernst Reinhardt

Münker-Kramer, E. (2015): Traumazentrierte Psychotherapie mit EMDR. München: Ernst Reinhardt

Plassmann, R. (2010): Die Kunst des Lassens. 2. Auflage, Gießen: Psychosozial-Verlag

Plassmann, R. (2013): Im eigenen Rhythmus. Gießen: Psychosozial-Verlag

Plassmann, R. (2014): Die Kunst, seelisches Wachstum zu fördern – Transformationsprozesse in der Psychotherapie. Gießen: Psychosozial-Verlag

Plassmann, R. (2015): Prozessorientierte stationäre Psychotherapie. Gießen: Psychosozial-Verlag

Sachse, U. (2004): Traumazentrierte Psychotherapie. Stuttgart: Schattauer

Schubbe, O. (2006): Traumatherapie mit EMDR. Göttingen: Vandenhoeck & Ruprecht

Stöveken, U. (2013): Kunsttherapie für Einsteiger. Darmstadt: Wissenschaftliche Buchgesellschaft

Uexküll, T./Geigges, W./Plassmann, R. (2002): Integrierte Medizin. Stuttgart: Schattauer

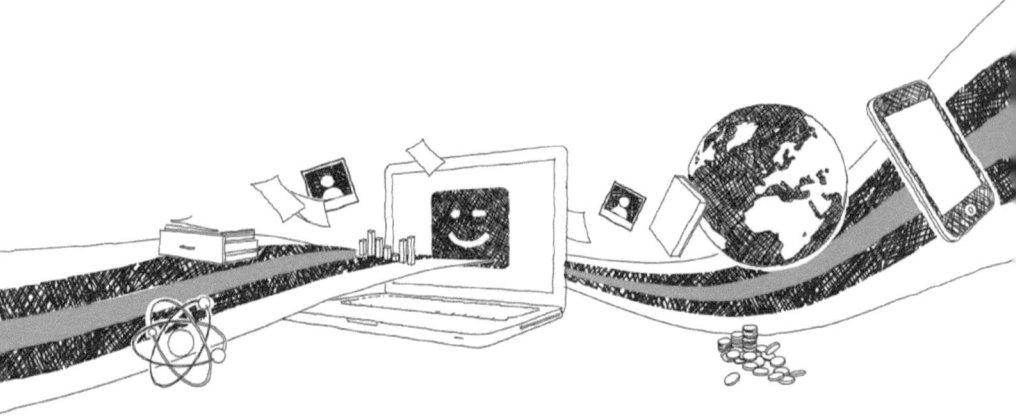
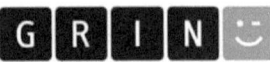